7 Segreti per una Sexy Silhouette

di Kathleen Pagnini
Copyright © 2017, Kathleen Pagnini,
Tutti i diritti riservati

Prima pubblicazione 2017
ISBN: 978-0-692-07928-7

Kathleen Pagnini
Email : kathleen@kathleenpagnini.com
Telefono: 001-310-303-2714

www.TheCorsetandTheCoat.com

Le illustrazioni originali sono Copyright © di Kathleen Pagnini
Basato sul lavoro della Dottoressa Theresa Nesbitt, Ginecologa, Specializzata in Epigenetica e Neuroplasticità ed usato con il suo permesso.

CREDITI PER LE FOTO:

Foto di copertina: Brian Ribbey
Foto dell'Autrice, pagina 11: Jym Duane

Traduzione in Italiano di Valentina Pagano – Milano Italia

Il Corsetto ed il Cappotto
Redondo Beach, Californina

7 Segreti per una

Silhouette

Sexy

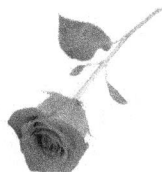

Kathleen Pagnini

Il Corsetto ed il Capotto
Redondo Beach, California

Elogi al lavoro di Kathleen

"Ho ricevuto informazioni più utili dalla lezione di Kathleen Pagnini sul pavimento pelvico che da tutti i medici che ho visto (Internisti, Ginecologi, Urologi) negli ultimi 4 anni!"

- Sherri, 80 anni, Autrice, Attrice -

"Dopo aver danneggiato le mie spalle con l'eccesso di esercizio fisico, avevo bisogno di un nuovo programma che sostenesse le donne oltre i 60 anni. Ho abbandonato quegli allenamenti pazzeschi ed ho perso quasi 10 chili con il programma di Kathleen."

- Marcie, Terapista di Agopressione Giapponese, Ospedali Scripps, San Diego -

"Come infermiera professionista specializzata in ostetricia e ginecologia in pensione, ho realmente capito la scienza, ma non avrei mai sognato che un metodo così facile avrebbe avuto risultati fenomenali come questi. Stavo prendendo Vicodin per il mal di schiena due volte al giorno da un anno e mi sentivo depressa. Avevo solo 73 anni e me ne sentivo 93 addosso! Il mio medico osteopata mi fece conoscere Kathleen. Dopo le prime due settimane di frequenza nella classe di Kathleen, non dovevo più prendere Vicodin e non ero più depressa! Grazie a Kathleen, continuerò così per molto tempo e non potrei essere più entusiasta!"

- Linda, infermiera professionista in pensione -

"Ho trovato Kathleen dopo aver avuto il mio terzo figlio e la mia pancia sporgeva in fuori un bel po'(Diastasi). Avevo un dolore significativo ed il mio medico mi disse che avrei avuto bisogno di un intervento chirurgico. Poi ho trovato Kathleen e ho fatto delle sessioni private con lei per alcuni mesi. La mia pancia non è più enorme e non ho più dolore!"

- Laura, mamma di 3 -

"Ho scoperto Kathleen, ho fatto le sue lezioni e i suoi workshop e devo dire che oltre a non avere più perdite occasionali... mio marito sicuramente nota una differenza in me nel sesso ed adora questo programma anche lui!"

- Maria, Imprenditrice -

"All'età di 48 anni, avevo un aumento costante di incontinenza (nonostante non avessi mai avuto figli). Ho l'artrite all'anca, una lacerazione della cartilagine, una vertebra instabile nella parte bassa della schiena, che rendeva doloroso camminare. Dopo che il mio corsetto interno si è spento, quasi 5 anni fa, ho imparato a rimettermi in azione usando i miei grandi e potenti muscoli, il che ha funzionato... in qualche modo. Ero sempre così tesa per tenere tutto insieme, che continuavo ad inibire il mio nucleo profondo e mi estenuavo.

Invertire quello schema è stato enormemente importante! Posso stare in piedi, camminare e piegarmi con molta più sicurezza e la mia incontinenza è andata via. Non riesco ad esprimere adeguatamente l'impatto positivo che questo lavoro ha avuto sul mio corpo e sulla mia prognosi a lungo termine. Ho avuto un grandissimo beneficio lavorando con Kathleen."

- Kelly, Fisioterapista -

"Non avevo indossato un costume da bagno due pezzi da quando era nato mio figlio. Non mi piaceva proprio come era la mia pancia dopo il parto. Ora, per la prima volta in 15 anni, dopo aver lavorato con Kathleen un po' di tempo, sono in grado di indossare ancora un bikini... e ho 50 anni!"

- Bernadette, Direttore di Banca -

"Devo dirti quanto ho apprezzato lavorare con te, Kathleen. Le cose che mi hai insegnato e che ho messo in pratica, mi hanno dato un tale successo, personalmente e con i pazienti. Ringrazio il Signore per avermi fatto conoscere te e per averti messa al suo servizio per aiutare me ed i miei pazienti."

- Lynn, Fisioterapista -

"Dopo 20 sessioni, mi sento piena di speranza e più completa. Una brutta isterectomia, endometriosi, dislocazione dell'anca ed una diagnosi di spondilite anchilosante mi avevano lasciata piuttosto depressa. Kathleen mi ha aiutato a trovare la mia forza interiore a livello fisico, ma di conseguenza, sono anche più forte emotivamente. Mantengo il nucleo della mia vita, famiglia, priorità e corpo molto più in equilibrio ora. Allineamento della mente, del corpo e dello spirito non era quello che pensavo di aver acquistato, ma alla fine, è quello che ho ricevuto."

- Carrie, insegnante di scuola elementare -

Contenuti

Tu hai DUE "Core"
Il Corsetto ed il Cappotto

Perché' i Kegel non funzionano
Non c'è Core senza pavimento

Non puoi allenarti più di quanto stai seduta in ufficio
Non sei dove pensi di essere

Niente più addominali per perdere la pancia!

Non ammazzarti di fatica per avere un bel fondoschiena!

Perché accontentarsi di un modesto scoppiettio,
quando puoi avere una grande esplosione!

Come evitare la morte da scrivania

Liberatoria

Tutte le informazioni presentate in questo libro sono ciò che ho appreso dall'istruzione privata con la Dott.ssa Theresa Nesbitt dal 2009 e rappresentano la mia attuale comprensione di questo sistema rivoluzionario e basato sulla scienza. Sono ancora in cammino nel mio viaggio, impegnandomi per migliorare il tuo.

Dal momento che il cervello è in continua evoluzione, leggi questo libro più e più volte per accelerare i tuoi risultati, iscriviti al programma online di 6 settimane su *thecorsetandthecoat.com* e divora il libro di Theresa Nesbitt, *Evolutionary Eating*.

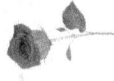

Questo libro fornisce informazioni generali sulla salute ed il benessere e non sostituisce la consulenza sanitaria e l'assistenza da parte del tuo medico e di altri professionisti dell'ambito sanitario che hanno familiarità con la tua storia e le tue condizioni specifiche. Rivolgiti al tuo medico per un consulto, prima di apportare modifiche significative alla tua dieta, alla routine quotidiana o alle attività di fitness, in particolare se sei già in cura per qualsiasi motivo di salute.

Libri Consigliati per Ulteriore Lettura

"Il Cervello Infinito", *Norman Doidge*

"Deep Nutrition", *Catherine Shanahan*

"Move a Little Lose a Lot", *James Levine*

Per maggiori informazioni sulla ricerca scientifica, si prega di inviare un'email all'autrice all'indirizzo:

kathleen@kathleenpagnini.com

Riconoscimenti

Sono molto molto grata per tutte le ore e gli anni che la Dottoressa Theresa Nesbitt, Ginecologa, mi ha dedicato, trasmettendomi privatamente i suoi insegnamenti sul benessere delle donne: come fermare le perdite, il mal di schiena, le disfunzioni sessuali ed il grasso sull'addome, senza pillole, pastiglie, pannolini, chirurgia, esercizi di Kegel e addominali. Questo lavoro non ha cambiato su così tanti livelli soltanto la mia vita, ma anche le vite dei miei clienti. La mia fiducia ed il rispetto di me stessa sono aumentati esponenzialmente, mentre imparo sempre più su questa parte poco utilizzata e sottovalutata della nostra anatomia, che non sapevamo nemmeno esistesse. Ci sono stati giorni e notti senza fine che Theresa ha trascorso insegnandomi quello che avevo bisogno di capire per essere in grado di aiutare altre donne. Il mio più profondo apprezzamento e rispetto vanno a questa donna, mia amica e socia in affari dai molti talenti! Le sono molto più grata di quanto le parole possano esprimere.

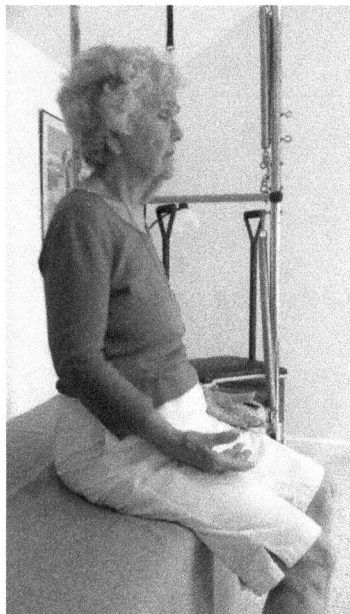

Mia madre fa l'esercizio della Canna.

Sono anche molto grata di essere stata benedetta nell'avere una madre meravigliosa, Camille Zvonek Pagnini, Che Riposi In Pace. Una scrittrice, una poetessa, un'artista e amante dei bambini (io sono una di otto), che aveva una curiosità senza fine su qualsiasi cosa. Lei mi ha insegnato il valore del cercare la gioia in tutto e di individuare sempre il bene nelle persone. Questo consiglio mi ha aiutata immensamente nei miei viaggi in tutto il mondo. Ma soprattutto, mi ha insegnato ad aver fede, credere in Dio, ridere spesso, divertirmi sempre ed essere spiritosa. Grazie, cara mamma! Questo libro è per te!

Introduzione

> "Credi nelle piccole cose perché è in esse
> che risiede la tua forza."
>
> *Madre Teresa*

Mi ci son voluti più di 35 anni come esperta internazionale di fitness e di Pilates per scoprire che stavo facendo le cose nel verso opposto. Mi stavo imponendo una forma dall'esterno e stavo dicendo ai miei clienti di fare lo stesso, quando è esattamente il contrario!

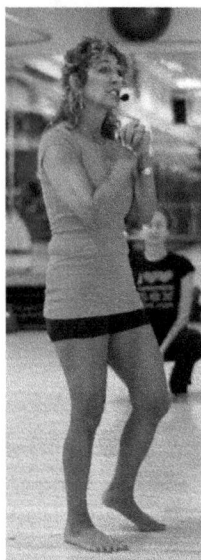

Ho allenato solo la metà del "core" (il "core" il complesso muscolare pelvi-addominali-schiena-anche), i muscoli esterni del core. Ho dedicato tutti questi anni alla forma fisica, senza avere la minima idea che ci fosse un altro core responsabile della mia forma, che è sempre stato lì. Semplicemente non sapevo che stavo ripetutamente rattoppando un pneumatico, senza nemmeno essere a conoscenza che ci fosse una camera d'aria all'interno.

E peggio ancora, stavo dicendo alle persone di fare lo stesso. "Contrai questo muscolo, usa quell'altro muscolo", senza la vaga idea che stavo peggiorando le cose per loro sul lungo periodo, come il mal di schiena, l'aumento delle perdite di urina, l'aumento della pancia e così tanto ancora che ho dovuto smettere!

Non sono una fisioterapista o un medico, sono solo una esperta di fitness e di Pilates da 35 anni, sempre desiderosa di imparare, cui la curiosità ha tirato fuori il meglio ed è stata invitata a essere addestrata privatamente dalla inventrice e sviluppatrice di questo programma, per mostrare alle donne di tutto il mondo questo inestimabile tesoro che esiste già dentro di noi.

Non è facile essere un pioniere, ma i benefici sono troppo veloci e sorprendenti, che devo condividere tutto questo il prima possibile!

Ho già fatto la parte più difficile e ho creato una scorciatoia per te!

Era un sabato mattina di settembre, quando mi sono precipitata in ritardo a quello che sarebbe stato il seminario più importante e cruciale della mia vita.

Era il 2009. Avevo appena finito di creare un DVD chiamato *"Pi-*

lates and Chocolate and 5 Secrets to a Sexier You", ed ero pronta a perseguire il mio prossimo sogno, che era quello di vivere vicino alla spiaggia e diventare il core trainer dei Chicago Bulls.

Mi sono trasferita a San Diego e subito sono stata richiamata urgentemente dal mio mentore di Pilates a Scottsdale, per andare ad un seminario a San Diego tenuto dalla Dott.ssa Theresa Nesbitt, specialista per il benessere delle donne e Ginecologa, studiosa di Epigenetica e di Neuroplasticità, con base a Chicago.

Non avevo mai sentito prima le informazioni che Theresa presentò eppure mi incuriosirono dal momento in cui lei incominciò a parlare. Parlò di un altro "core", un nucleo interno e mostrò il video di un neonato con il pannolino che, aggrappato ad un tavolo, ballava (imitando) la danza di Beyoncé in "Single Ladies". Non avevo idea del perché stesse mostrando questo video e di cosa ciò avesse a che fare con questo nucleo interno di cui stava parlando. Indipendentemente da questo, ero seduta lì, incantata dalla pletora di informazioni!

Il seminario del fine settimana finì ed andai dalla Dott.ssa Theresa, la ringraziai gentilmente e le diedi una copia del mio DVD di Pilates.

Passò un mese e ricevetti LA CHIAMATA! Sì, i Chicago Bulls volevano che avessi un colloquio per diventare la loro core trainer! Ero così eccitata. Mandai un'email alla Dott.ssa Theresa e le chiesi se poteva aiutarmi con il colloquio, visto che era nella sua città.

Mi invitò ad andare a Chicago per darmi una mano con il colloquio. Disse che suo padre era il proprietario dei Memphis Grizzlies, quindi pensai: "Che fortuna! Questo è anche meglio di quanto pensassi! "

Era inverno quando andai a Chicago. La Dott.ssa Theresa ed io andammo nella sua proprietà a camminare nella neve, parlando del core.

La prima cosa che disse fu "Prima di tutto, Kathleen, gli atleti non allenano nemmeno il loro vero core, stanno allenando solo il rivestimento...l'esterno". A quel punto, ero completamente persa! Pensavo di sapere tutto sul core. Avevo ottenuto grandi risultati con i miei clienti di Pilates, continuavano a tornare per farne ancora... ed ora lei mi stava dicendo che c'era un altro core che comprendeva i muscoli del pavimento pelvico? Dovevo saperne di più! Disse: "Hai un altro nucleo e non puoi allenarlo con un sit-up o piegando il bicipite. È allenato al meglio con le immagini e le intenzioni! " Cosa?! Avevo appena speso 10.000 dollari di denaro guadagnato duramente con il Pilates per creare un DVD sul nucleo! Allora di che cosa si trattava? C'era di più da sapere sul core? Ce n'era addirittura un altro? Immagini ed intenzioni? Cosa? Mi sono resa conto che era VERO che conoscevo tutto del core, ma solo della sua metà. Durante il fine settimana, la Dott.ssa Theresa disse che tra 20 anni ci sarà un'epidemia di incontinenza, e i baby boomer entreranno nelle case di cura soltanto per le perdite di urina, perché non faranno in tempo ad andare in bagno, ma il medico li considererà problemi di mobilità! Il fatto è che diventare anziani non ha niente a che fare con il diventare incontinenti. Dovremmo SEMPRE essere in grado di arrivare al bagno in tempo quando ne sentiamo l'urgenza. Theresa aggiunse che stiamo anche facendo cose con i nostri corpi che stanno peggiorando questo problema e che lo stiamo facendo da anni! Mi ha chiesto se sarei stata interessata ad aiutarla ad essere una pioniera di questo rivoluzionario programma per donne, basato sulla scienza, per aiutarle con le perdite, il mal di schiena,a mi-

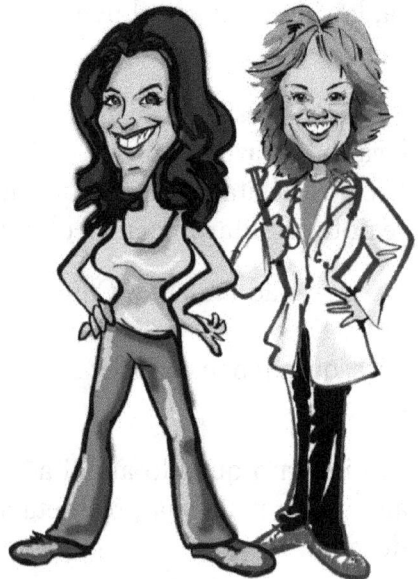

gliorare la sessualità, SENZA PILLOLE, PANNOLINI, CHIRUR-GIA O esercizi di KEGEL. Ci ho pensato per mezzo secondo e ho detto "SÌ! Ti aiuterò!"

Il resto è storia.

Non sono mai andata al colloquio. C'era un intero altro core di cui dovevo imparare tutto, e poi dovevo insegnare prima alle signore!

"Lo chiamano cambiamento di vita, il fatto è che si tratta del tuo aspetto, di come ti senti e del non perdere mai la tua indipendenza. Essere donna significa essere una persona di valore e pregio."

Dottoressa Theresa Nesbitt,
Specialista in Benessere per Donne e Ginecologa

Per avere un nuovo look, dobbiamo guardare dove non abbiamo mai guardato prima.

Non è che quello che hai fatto sia sbagliato: è solo questione di prospettiva; stiamo sempre cercando di migliorare.

Se hai la mia età, hai più di 50 anni e sei stanca degli allenamenti che non funzionano, dei Kegel che non ti aiutano a trattenere le perdite, hai un dolore fastidioso che sta peggiorando, le difficoltà nel sesso stanno aumentando e vuoi evitare un futuro di pillole, pastiglie, chirurgia, altri allenamenti inutili o prescrizioni di esercizi di Kegel.

QUESTO LIBRO È PER TE!

Oppure, se hai la mia età, hai più di 50 anni ed ami sia passare ore in palestra ad allenarti, sia i risultati che ottieni, ti senti e ti muovi già come se fossi una ventenne, allora questo libro NON è per te.

Per questo, mi sento fortunata ed onorata al di là delle parole ad essere parte di questa nuova rivoluzione per la salute e la forma delle donne, senza tutte le diete pazzesche, pillole, pastiglie, pannolini, chirurgia, cardio, o addominali. È solo il modo in cui lavoriamo, chiaro e semplice. Puoi imparare ora o più tardi, scegli tu, ma questo rivoluzionario programma scientifico, già usato con successo in Europa, è arrivato.

La Dott.ssa Theresa chiama il core interno, il Corsetto ed il core esterno il Cappotto.

Il problema è che il core interno, il Corsetto, si è allentato e non riesce a contrarsi più correttamente. Il Corsetto interno, ti aiuta a mantenere la postura e ad organizzare il corpo, contenendo gli organi interni e supportandoli, in modo che tutto sia al suo posto.

Per molti anni invece, hai tenuto insieme il tuo corpo con il nastro adesivo, usando solo i muscoli esterni per mantenerlo ed organizzarlo, e rimarrà così fino a quando non riavvierai e recupererai così la tua elasticità, la tua giovinezza e vitalità, il tuo Corsetto.

Il lavoro con i Chicago Bulls era una grande opportunità, ma loro non sono la mia gente. Le donne della mia età sono la mia gente, così posso aiutarle a sfruttare al meglio la loro mezza età.

La tua forma è lì, devi solo sapere come ritornare all'inizio per farla uscire di nuovo.

Devi rimettere il Corsetto e allacciare i lacci. Non ti aiuterà affatto se lo lasci nel cassetto o se è slacciato.

Questo programma, i *7 Segreti Per Una Silhouette Sexy*, ed il programma online per accompagnare questo libro, *The Corset and The Coat*, ricorderanno al tuo corpo come sei stata progettata per muoverti. Perché passare ore in palestra quando non è necessario? Hai dei nipoti da goderti e delle belle avventure davanti a te, quindi ritrova l'energia!

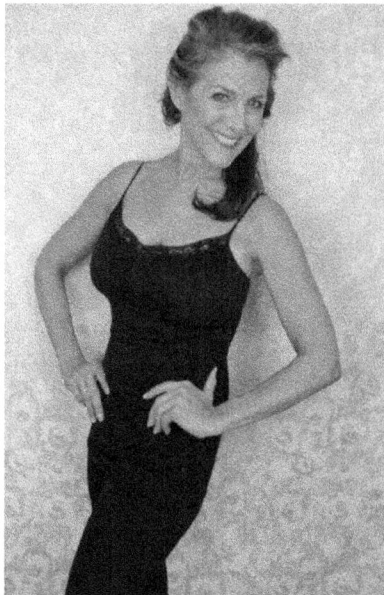

Impara i segreti ed inizia il processo di alleggerimento per scoprire i tesori che giacciono già dentro il tuo corpo.

Scopri te stessa come fossi l'unico capolavoro di Leonardo Da Vinci, scopri la tua *silhouette, sicura di te e sexy.*

La Dolce Vita

Capitolo 1

Segreto Uno

Tu hai DUE "Core"
Il Corsetto ed il Cappotto

Cos'è questo nucleo interno che giace dentro, nel profondo
Si chiama Corsetto e risiede sotto il conosciuto mondo
Quindi prestiamo attenzione ed ascoltiamo cosa c'è in serbo
La tua forma può' tornare a clessidra, sentiti di nuovo come
a 20 anni e molto meglio.
Se c'è una cosa che ho imparato e so che sicuramente vedrai
Resta con me in questo cammino per un punto vita più stretto,
meno dolore e meno perdite sicuramente avrai

"Senza fondamenta, non può esserci moda."

Christian Dior

Dopo 35 anni come professionista di fitness usavo il mio corpo in un solo modo, credendo veramente di sapere tutto ciò' che riguardava il core, in realtà ne conoscevo soltanto la metà e non era nemmeno la metà più importante! Per quale motivo mi sfinivo di esercizi e inducevo gli altri a fare lo stesso? Stavo allenando solo ciò che vedevo e conoscevo; Ho letteralmente dovuto abbandonare tutto quello che stavo facendo ed insegnando da un giorno all'altro!

La ragione per cui perdiamo la nostra linea, abbiamo dolore, o qualche altra disfunzione, non è perché seguiamo la dieta sbagliata o non facciamo abbastanza sport... ma che quello è solo un pezzo del puzzle.

È perché abbiamo un core interno che non si attiva del tutto o non a sufficienza, prima che attiviamo il core esterno. C'è un ordine. Dall'interno verso l'esterno, si tratta di tempistica.

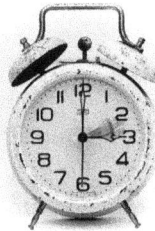

Il core interno ti dà la forma, la continenza e la libertà di movimento.

Hai due core e ne hai allenato uno solo in tutti questi anni, il core esterno, gli addominali. Questi muscoli sono quelli che puoi vedere e sentire quando fai un sit-up o prendi un pugno; sono i muscoli all'esterno, sono gli involucri, gli obliqui, il retto dell'addome, e talvolta il trasverso addominale. Questi sono i muscoli esterni o muscoli del Cappotto, quelli su cui hai il controllo cosciente e che puoi allenare volontariamente quando dici che stai per fare una flessione del bicipite, uno squat, un sit-up o un Kegel, e senti il muscolo muoversi o indurirsi.

Il nucleo interno ha lo stesso tessuto muscolare, ma viene allenato e funziona in modo completamente diverso. Assomiglia ad una capsula, con una cima ed un fondo, e si trova all'interno della gabbia toracica e del bacino.

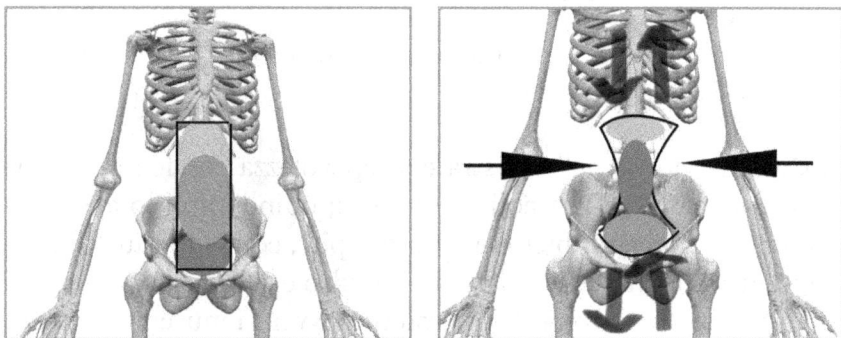

La parte superiore della capsula è il diaframma, la parte inferiore è il pavimento pelvico, la parte anteriore è il trasverso addominale, la parte posteriore e quella laterale sono le fasce toracolombari.

In previsione del movimento, il cervello prepara il corpo.

Un millesimo di secondo prima del tuo movimento reale, sia che si tratti di un colpo di tosse, di camminare o semplicemente di sollevare la tua tazza di caffè, il nucleo interno riceve un segnale dal cervello per attivare i muscoli tutti insieme, in una sola volta, per comprimere e compattare gli organi interni intorno alla colonna vertebrale, stabilizzandola e proteggendola prima del movimento.

Questo non solo libera i muscoli periferici o della mobilità per poterti muovere senza recarti danno, ma mantiene gli organi interni sostenuti, mantenendoli funzionanti!

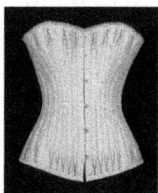 Questi sono i tuoi muscoli interni, il tuo Corsetto. Lo chiamiamo Corsetto, perché un Corsetto, nel suo senso più generale ed originario della parola, è un indumento che viene indossato proprio da sotto il seno, fino alle ossa dell'anca, che solleva e sostiene il

seno, comprime e dà stabilità al tronco. Tuttavia, non stringe soltanto, ma indica anche al corpo sul modo di tenere la schiena e naturalmente è anche un indumento modellante.

Questa è l'area su cui lavoreremo.

Quindi metti il Corsetto sotto e poi i vestiti sopra, che sono i muscoli del Cappotto esterno.

Il Corsetto non è nella nostra consapevolezza cosciente, si tratta di un gruppo di muscoli involontari; quindi, non lo alleni direttamente come un bicipite o un tricipite, come un muscolo del Cappotto, gli deve essere dato un impulso e si deve lasciare che si attivi prima di muovere il core esterno ovvero i muscoli periferici volontari.

Il Corsetto è addestrato al meglio con le intenzioni e le immagini.

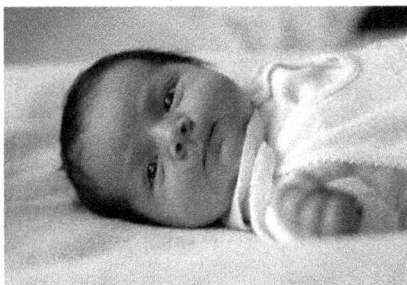

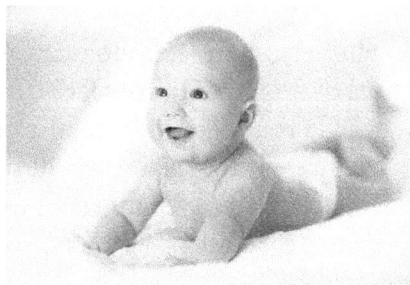

Quando i neonati nascono, non possono fare nulla. Ci vuole un intero anno di movimento costante e progressivo ed il desiderio di alzarsi ed esplorare il mondo, prima che possano stare in piedi e diventare continenti. Fa parte del processo di sviluppo; dovevamo sfidare costantemente la gravità perché continuavamo a cadere. Il corpo doveva alzarsi e stabilizzarsi. Prima di poter muovere le nostre membra in modo indipendente ed avere libertà di movimento all'esterno, dovevamo avere stabilità all'interno.

I muscoli del core interno sono i muscoli della stabilità; sono ciò che ti ha spinta a gattonare sul pavimento per andare a prendere quel giocattolo scintillante, senza avere alcuna forza di braccia o gambe e che fin dall'inizio ti ha fatta alzare in piedi per camminare eretta.

Non avevi alcun controllo cosciente sul tuo corpo. Non hai fatto uno squat, una flessione del bicipite o un Kegel per tirarti su da terra. Ne' abbiamo bisogno di farlo oggi.

Era il tuo nucleo interno che si è attivato, quindi sei diventata continente e hai potuto togliere i pannolini: questo era il tuo sistema nervoso che si stava collegando al mondo!

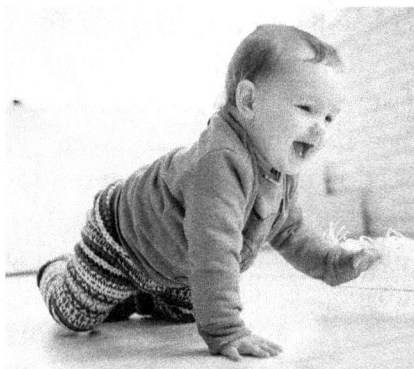

Funziona così: una neonata vede un giocattolo che desidera. Nell'anticipazione di procurarsi quel giocattolo, si verifica un evento di pressurizzazione interna, chiamato Intra Abdominal Pressure (Pressione Intra-Addominale) o IAP. È come una fusoliera interna che letteralmente solleva la bambina. I suoi polmoni si riempiono di aria e la parte superiore del Corsetto, il diaframma, si sposta da una forma a cupola ad una forma a pancake piatta. Questo spinge le viscere e gli organi giù verso il basso del Corsetto sui muscoli del pavimento pelvico, che dovrebbero rispondere a questa pressione aumentata come un trampolino elastico, catturando, sostenendo, avvolgendo e *facendo rimbalzare* il contenuto verso l'alto, mentre i lati del Corsetto interno comprimono simultaneamente verso l'interno. Tutto questo avviene automaticamente, per mantenere la colonna vertebrale allungata e stabile, di modo che la bimba possa bilanciare la testa e possa fissare lo sguardo il più a lungo possibile.

Senza stabilità all'interno, siamo indifesi come un neonato. Poi la bimba inizierà a sviluppare e coordinare i suoi muscoli volontari, il suo core esterno, il Cappotto.

Prima il core interno si prepara e si comprime, poi il core esterno avvolge e rinforza.

Il Corsetto, poi il Cappotto.

Perché ora non funziona più?

Funziona, ma risponde debolmente agli stimoli e si attiva nell'ordine sbagliato, alterando la funzione.

Le cause che provocano questo indebolimento funzionale sono molte: gravidanza, aumento di peso, infiammazione, infortunio, malattia, chirurgia; ognuno di questi eventi può influire sull'uso del Corsetto interno. Anche guardare persone che si muovono in modo errato fa sì che il nostro cervello imiti quei modelli di movimento e spenga o faccia inceppare il nostro Corsetto. Questo è il modo della natura per far sì che guariamo correttamente, prima che ci alziamo e riprendiamo a muoverci. Questo programma interno è ancora lì, è solo addormentato e si attiva in ritardo, dopo che i muscoli del core esterno o del Cappotto reagiscono ad un movimento intenzionale o ad una contrazione volontaria (parleremo più avanti di come la visualizzazione aiuti a recuperare l'ordine appropriato, nel Segreto 4).

Quando il Corsetto non si pre-attiva e non si accende prima del Cappotto, si finisce con avere problemi: più lesioni, borsetta di grasso al basso ventre, lombalgia, dolore all'anca, dolore pelvico, perdite di urina, ernie, prolasso, osteoporosi, borsiti, deviazioni del midollo spinale, disfunzioni sessuali, cosce e caviglie grosse ed altro ancora, perché il nostro fantastico Corsetto attiva e mantiene i nostri meccanismi di auto-guarigione.

Non abbiamo mai imparato a riabilitare correttamente il nostro Corsetto interno, permettendogli di riconnettersi neurologicamente, così i due core si "incollano" tra loro e di preferenza andiamo in palestra e alleniamo i muscoli volontari che sono visibili, i nostri muscoli del Cappotto, che ci tengono in piedi fermi e ci fanno muovere. Stiamo spingendo tutto dall'esterno verso l'interno. Otteniamo in questo modo una certa forma, ma senza un Corsetto interno forte e reattivo o un bustino, questa è temporanea e causa maggiori rischi per la salute.

Così iniziamo a sviluppare compensazioni, che è come mettere il piede sull'acceleratore e sul freno allo stesso tempo, proprio inutile. Ci facciamo male di nuovo, andiamo dal medico che ci dice di tornare in palestra, di fare i Kegel o un intervento chirurgico e di continuare ad allenare quei muscoli volontari del Cappotto, il che peggiora solo le cose, perché lo stiamo facendo nel verso opposto.

È tutta una questione di TEMPISTICA (Timing). PRIMA il core interno si deve attivare in previsione del movimento, POI il core esterno avvolge e rinforza tutto, IN QUEST'ORDINE.

Ciò che tutti stanno facendo con i metodi di allenamento tradizionali è allenare solo i muscoli del Cappotto, il che implica il pensare di muoverli volontariamente; come un sit-up, un crunch, o un Kegel, ed è come se stessero praticamente indossando il loro Cappotto o i vestiti, prima della biancheria intima. Soltanto che questo metodo non funziona molto bene.

Pensa ad una valigia. Potresti semplicemente buttarci dentro un sacco di vestiti, salirci sopra, chiuderla con il nastro adesivo e pregare che non esca fuori niente oppure potresti farlo in modo ordinato: piegare, arrotolare e comprimere i vestiti, chiudere la valigia e i lucchetti. L'ultimissima cosa da fare è metterci il nastro adesivo o rinforzarla.

Fondamentalmente in tutti questi anni abbiamo gettato nella valigia una grande quantità di vestiti, provando a chiuderla con il nastro adesivo e pregando che le cose non uscissero fuori. Significa che abbiamo usato i nostri muscoli volontari, quelli che possiamo sentire, per cercare di mantenerci compatti e sicuri, stabilizzati e supportati, quando questa non è la funzione del core esterno.

Abbiamo usato i nostri muscoli del core esterno per fare entrambi i lavori, per stabilizzarci e metterci in movimento. Non c'è da stupirsi che ci stiamo facendo male e che il nostro corpo non funzioni correttamente.

Perché il mio dottore non sa queste cose?

La medicina è un settore che si occupa di riparare, che si focalizza su infortuni e malattie, sulla diagnosi ed il trattamento di malattie e lesioni, ma tu non sei malata. Non hai bisogno di un medico. Hai solo bisogno di risvegliare il tuo Corsetto interno, in modo che i tuoi core inizino a funzionare nel giusto ordine.

La medicina si sta rivoluzionando; il fitness si sta rinnovando; ma in ultima analisi tutti vogliono che tu acquisti qualcosa. Invece io non voglio venderti nulla, ma voglio solo che tu presti attenzione al tuo nucleo interno, perché lo hai già all'interno del tuo corpo e non hai bisogno di comprare qualcosa di nuovo, perché non sei "rotta". Non sto parlando di acquistare questo libro, perché i segreti sono inestimabili; non è come comprare un gadget. Si tratta di tornare ad una conoscenza che hai già dentro di te e non è come qualcosa di nuovo che acquisti.

Non possiamo vedere i muscoli invisibili del Corsetto, ma sono quelli che fanno davvero la differenza tra un ballerino aggraziato ed un calciatore super atletico.

Quelli del core interno sono i muscoli che in Pilates o yoga faranno passare il tuo corpo armoniosamente da una posizione all'altra con stabilità, grazia e adeguata quantità di tensione, mantenendo il controllo. È quello che non puoi vedere che fa la differenza, il Corsetto interno.

Il Corsetto si comprime prima, in previsione del movimento, per stabilizzare e poi lo strato esterno del Cappotto avvolge e rinforza, in modo che possiamo muovere i nostri arti in modo indipendente.

Puoi avere molti Cappotti diversi, ma hai solo un Corsetto. Ad esempio, puoi partecipare a diverse classi, iscriverti ad una palestra e fare tutti i tipi di esercizi, usare Cappotti differenti, a seconda di cosa vuoi fare con il tuo corpo, anche diventare un Body-builder. Puoi scegliere come vuoi usare il tuo corpo. Ci sono tanti esercizi per il Cappotto, ma la chiave non sta negli esercizi. Questi sono solo la glassa sulla torta. Chi vuole una torta con solo la glassa?

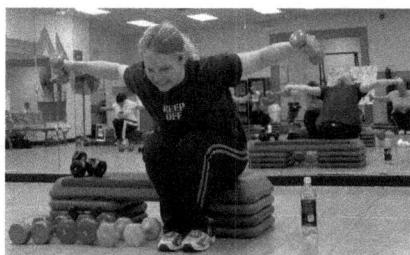

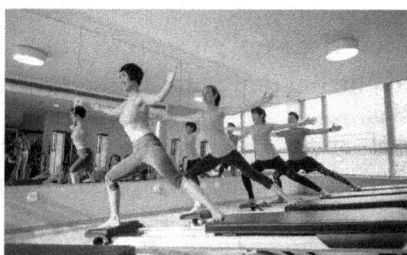

Signore, credetemi, non importa quanti esercizi fate tra addominali, classi di Pilates Reformer, competizioni di sollevamento pesi, seminari di yoga, la prima cosa che dovete fare è togliervi dalla testa che dovete allenarvi e spremere dall'esterno per avere una bella forma.

Come possiamo accedere al Corsetto che ora dorme?

Spegni i muscoli del Cappotto, quindi sveglia quelli del Corsetto riavviando il sistema nervoso, usando le immagini e l'intenzione.

Sono l'intenzione, le immagini o la visione che hai nella tua mente che attivano il tuo Corsetto interno.

Accendi tutto in un unico pezzo, prima del Cappotto esterno o dei muscoli volontari, per stabilizzare e liberare il core esterno, i tuoi muscoli della mobilità.

È davvero incredibile come solo meditando con queste immagini si riavvii il cervello e non dovrai pensarci più. Proprio come quando devi andare da qualche parte non pensi a quanti passi ci vorranno per arrivarci, potrai semplicemente concentrarti soltanto su quello che vuoi fare ed il tuo cervello metterà in atto tutti i passi corretti.

L'hai già fatto una volta da neonata; il tuo corpo non lo ha dimenticato, stiamo solo per "svegliarlo", così che ricominci a rispondere al momento giusto.

Mentre esegui gli esercizi potresti pensare: wow, aveva senso quello che hai detto! Lo posso sentire nel mio corpo!

La ragione per cui riesci a sentirlo nel tuo corpo è perché quello è il modo in cui hai imparato a muoverti sin dall'inizio, quindi l'hai già fatto.

Non puoi lavorare sulla tua biancheria intima se ci indossi sopra i vestiti. Perché indossare gli slip all'esterno? Devi liberarti del Cappotto, per accedere al tuo Corsetto.

Il Corsetto viene attivato più e più volte, finché smetti di farlo accadere e riavvii il sistema, poi comincerà ad accadere automaticamente, nello stesso modo in cui facevi quando eri una neonata. Non dovrai neanche più pensare di farlo; diventerà automatico ed il tuo Corsetto sarà acceso.

Dobbiamo tornare ad essere neonate, per così dire. Per accedere al nostro Corsetto, dobbiamo spegnere i nostri muscoli del Cappotto ed allenare la nostra consapevolezza. Guardiamo all'interno ed a ciò che è invisibile, usando l'immaginazione visiva con l'intenzione, mentre pratichiamo semplici movimenti, in particolare i movimenti di tutti i giorni.

So che potresti non capire tutto questo adesso, ma non saresti stata in grado di imparare a camminare senza attivare il tuo Corsetto interno. Nessuno ti ha insegnato a camminare; l'informazione è lì dentro, nel tuo cervello; ha solo bisogno di essere riattivata. Il Corsetto interno ed il pavimento pelvico sostengono, incapsulano e comprimono in modo automatico e consistente gli organi, li avvolgono aumentando lo spazio dei dischi intervertebrali, mantenendo il corpo in posizione eretta e forte.

Se il Corsetto interno non si attiva prima, la pressione aggiuntiva causata anche da qualcosa di semplice come il cantare, potrebbe essere eccessiva, e potremmo cominciare ad avere perdite, gli organi potrebbero iniziare a prolassare verso il pavimento pelvico, causando problemi.

Quando si avvia questo programma, è proprio come quando una persona mette un Corsetto per la prima volta; all'inizio non lo si potrà allacciare molto stretto ma dopo un po' il corpo sarà allenato e si abituerà ad esso. Quindi, non preoccuparti.

> **Nota:** man mano che fai gli esercizi mentali di questo libro, ti sentirai come se tu non stessi facendo NULLA. Non preoccuparti, stai facendo molto. È solo che non sei abituata ad attivare questa parte della tua mente, la tua immaginazione. Continua a far pratica, diventerà più facile.

> **Nota:** la Dott.ssa Theresa suggerisce, al fine di avere un effetto modificativo del cervello, tre cose da ricordare mentre si effettuano gli esercizi:

Mindfulness (consapevolezza): un particolare tipo di messa a fuoco, un nuovo modo di guardare qualcosa che dice al tuo cervello che è importante e di prestarci attenzione, segnaleranno al tuo cervello che vale la pena creare nuova mielina (l'isolamento che fa andare i percorsi più velocemente).

Movimento: inizia prima nella tua mente con una visualizzazione, attiva la tua immaginazione e mantieni i muscoli del Cappotto spenti.

Umore: mantieni uno stato d'animo felice. In altre parole, non dovresti provare dolore da nessuna parte, mentre esegui questi esercizi. Anche se senti male, fermati e ricomincia.

Iniziamo con un tour delle ossa del bacino, perché è lì che si attaccano i muscoli del pavimento pelvico e dove attiveremo il Corsetto. Il bacino è una grande struttura ossea; la tua spina dorsale si connette ad esso attraverso il l'osso sacro. L'area del bacino che aiuterà ad attivare il Corsetto sono anche le ossa ischiatiche. Queste sono le ossa su cui ti siedi.

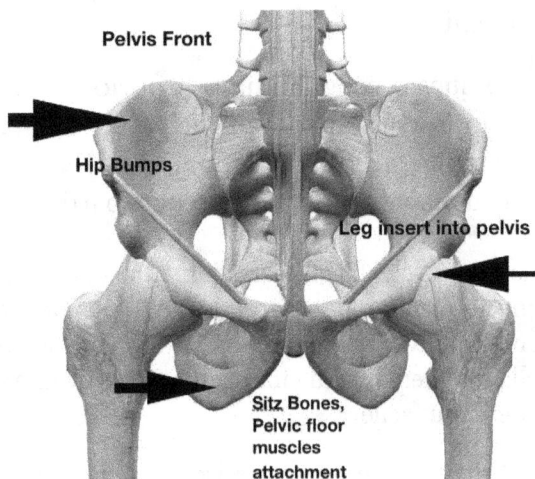

Pelvis Front

Hip Bumps

Leg insert into pelvis

Sitz Bones, Pelvic floor muscles attachment

Puoi sentirle allungandoti all'indietro o sedendoti sulle mani; sono le due ossa appuntite e pungenti che si trovano su ogni lato del solco tra i glutei, pressapoco dove sarebbero i bordi esterni di un assorbente. Quando ti siedi, dovresti stare sempre seduta sugli ischi, non sulle cosce o sull'osso sacro, perché' li è dove sono tutti i nervi. La maggior parte della gente sta seduta sui propri nervi tutto il giorno, il che provoca dolore alla schiena

Adesso alzati. La ciotola anteriore del bacino è costituita da due protuberanze, le creste iliache, dove è possibile agganciare le dita. La cavità sottostante all'anca è dove si agganciano le gambe, distanziate dalla larghezza di un pugno e a metà strada andando indietro. *(foto 2)*.

Quindi ora punta le ossa ischiatiche e solleva il ginocchio come un burattino, senza oscillare e portalo su all'altezza del sedere. La cavità articolare della gamba è un giunto grosso e forte. Nota che quando alzi la coscia, l'osso ischiatico è più in basso della gamba. Quindi, il tuo busto arriva fino in fondo al bacino. Le gambe non fanno parte del busto. *(foto 3)*.

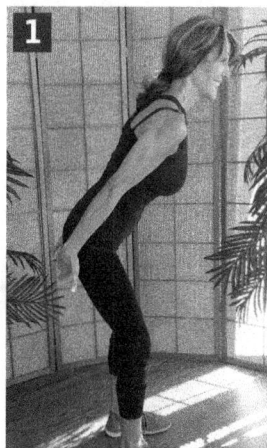

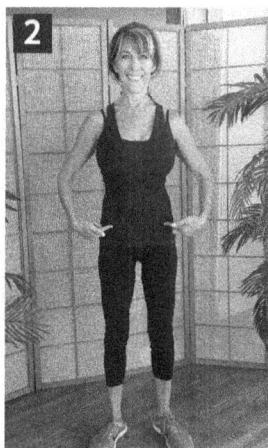

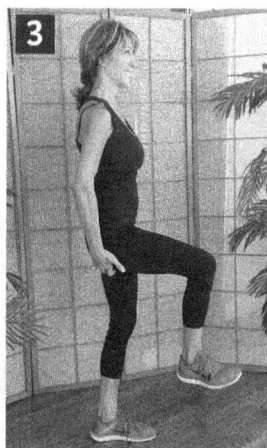

Quindi, quando ti pieghi, non farlo all'altezza della zona lombare, lì non è la metà del tuo corpo. *(foto 3)*. Piegati sulla linea degli slip. Metti le mani tese tipo colpo di karatè e manda gli ischi indietro. *(foto 4)*. La colonna vertebrale si muove in un unico pezzo e quella è la metà del tuo corpo. *(foto 5)*.

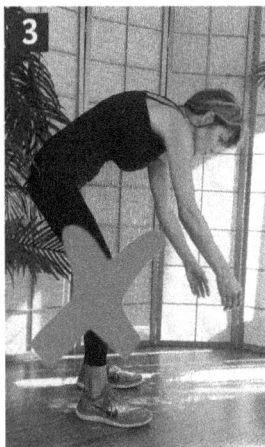

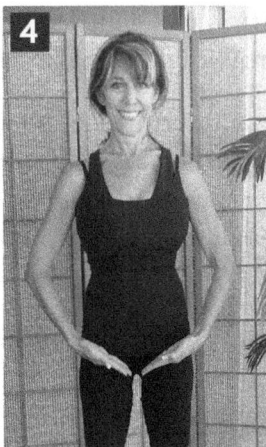

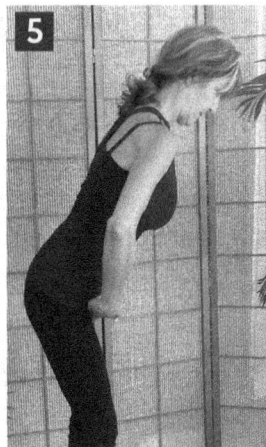

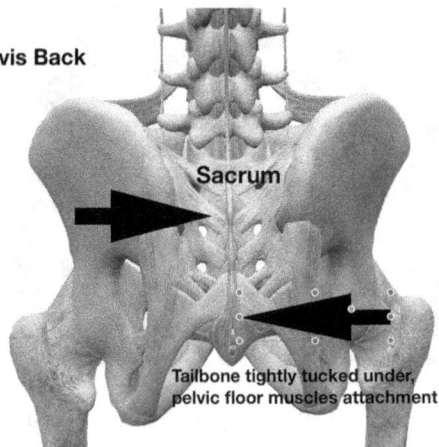

Alla fine della colonna vertebrale c'è un piccolo osso chiamato coccige. Metti la mano sull'osso sacro, prendi il tuo dito medio, mettilo in cima alla tua fessura e seguila con la punta del dito medio fino in fondo ed è qui che si trova il tuo coccige.

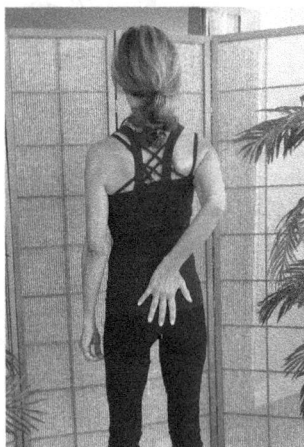

Alla fine della colonna vertebrale c'è un piccolo osso chiamato coccige. Metti la mano sull'osso sacro, prendi il tuo dito medio, mettilo in cima al solco interglúteo e seguilo con la punta del dito fino in fondo ed è qui che si trova il tuo coccige.

Il coccige ha una certa capacità di movimento ed il bello è che i muscoli del pavimento pelvico si collegano a questo osso. Anche quando lo immaginiamo in movimento, innesca sempre il pavimento pelvico/Corsetto.

Quando attiviamo qualsiasi parte del Corsetto, tutto si attiva contemporaneamente.

Attiva il Corsetto per sederti sulla sedia.

PARASOLE — Viscere prima del Sedere

Ricorda, è l'immagine nella tua mente che fa scattare il pavimento pelvico, il Corsetto. Più farai pratica nell'attivare la tua immaginazione, migliori saranno i risultati!

Gli organi sono pesanti e si trovano nella ciotola pelvica. Non c'è aria lì, solo viscere, sono le noccioline da imballaggio, che si avvolgono intorno alla nostra spina dorsale e spingono verso il basso il pavimento pelvico.

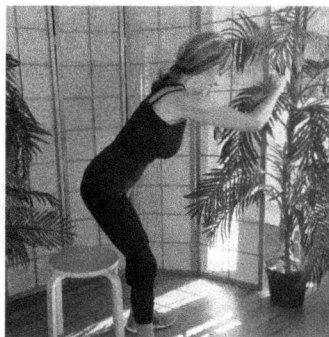

Un Parasole a testa in giù è modellato allo stesso modo della scodella pelvica, si trova all'interno e ha una maniglia. La maniglia è la colonna vertebrale ed è diretta in avanti.

Prima di sederti, afferra idealmente questa maniglia e senti proprio di poterla tirare verso l'alto.

Quando tiri in su la maniglia, questa solleva quegli organi pesanti, poi puoi mandare indietro gli ischi e sederti. Non contrarre le

gambe o l'addome, porta solo indietro le ossa ischiatiche e siediti sopra. Funziona anche al contrario per alzarti da una sedia. Usa questa tecnica anche per salire le scale o risalire una collina.

Quindi ora disattiviamo i muscoli del Cappotto, quelli che possiamo vedere e sentire coscientemente.

MR. GELO - Capire la differenza tra tensione e rilassamento

Sdraiati a terra e tendi tutti i muscoli del tuo corpo, come se fossi immobilizzata e irrigidita per qualche secondo. Senti quella Tensione? Benissimo! Questo è il tuo core esterno, o i muscoli del Cappotto, che puoi contrarre volontariamente quando vuoi.

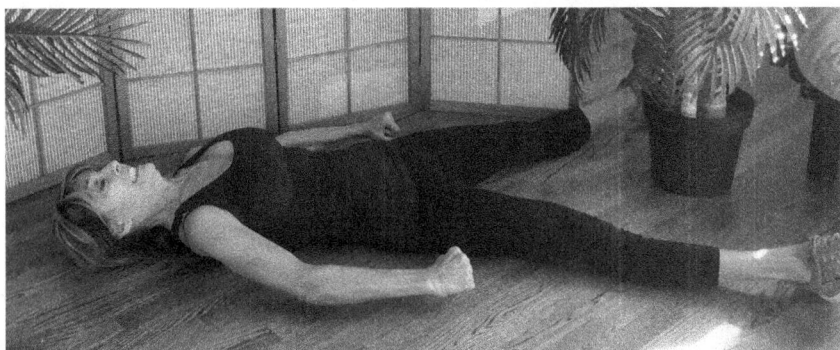

Ora rilascia la tensione. Lascia andare il sedere, la pancia, tutto. Immagina che i tuoi muscoli si stiano sciogliendo dalle ossa e colino nel terreno come burro caldo. Lo puoi sentire? Fantastico, non dovresti sentire nulla, sei completamente rilassata, solo il cervello è ancora in funzione. Stai togliendo il Cappotto per accedere al Corsetto.

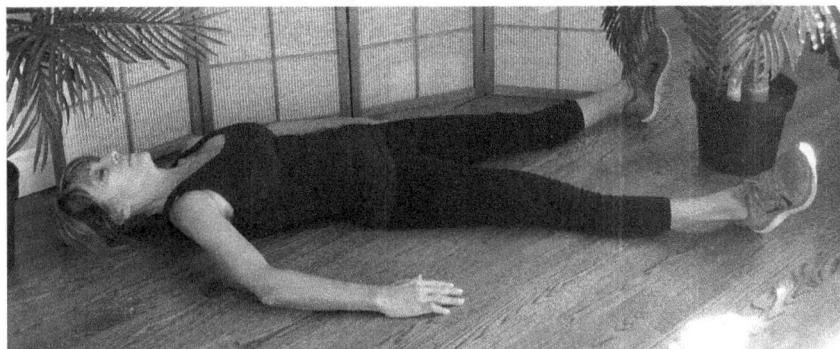

Capitolo 2

Segreto Due

Perché' i Kegel non funzionano
Non c'è Core senza pavimento

Quando tossisco e quando starnutisco sento un piccolo schizzo
Inutile dire che è stressante, come se il mio corpo faccia un ghiribizzo
Sono felice di dire che c'è un altro modo, più' giocondo,
quindi come potrei non parlarne al mondo?
A questa età e fase della vita, ci sono più risate,
più amore e meno perdite dalla "pipita".

Marie, 48 anni, è una fisioterapista che venne ad una presentazione di un'ora che feci per 30 fornitori di cure mediche sul Corsetto interno pochi anni fa. Mi chiamò qualche giorno dopo e mi disse che negli ultimi anni aveva perdite di urina quando tossiva o starnutiva e non aveva mai avuto figli! I Kegel non funzionavano, e stava peggiorando, fino a quando non venne alla mia presentazione. Sorpresa che anche solo l'esercizio della Canna avrebbe potuto interrompere letteralmente le sue perdite da un giorno all'altro, si iscrisse alle sessioni e tornò indietro e rieducò tutti i suoi pazienti.

Oggi dice "Cambiare le mie abitudini è stato importantissimo. Posso stare in piedi, camminare e piegarmi con molta più sicurezza e confidenza. Le mie perdite sono sparite e non avrò bisogno di un intervento di sostituzione dell'anca o della chirurgia per la fusione spinale! Non riesco ad esprimere adeguatamente l'impatto positivo che questo lavoro ha avuto sul mio corpo e sulla mia prognosi a lungo termine."

Il pavimento pelvico è la base del Corsetto e non c'è core senza il pavimento!

Ti chiedi perché i Kegel non funzionano più?

È perché ci sono tre strati del pavimento pelvico, non uno. Lo strato dove fai i Kegel NON è fatto per trattenere l'urina, OPPURE mantenere i tuoi organi interni sostenuti.

Mi è piaciuto molto quando la dott.ssa Theresa ha spiegato come gli strati del pavimento pelvico sono come una scarpa.

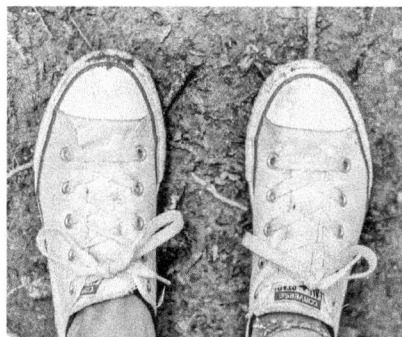

Mi ha davvero aiutato a farne una chiara immagine nella mia mente e spero che possa aiutare anche te. Pensa al tuo piede nudo nella scarpa stessa. La suola è la parte più forte della scarpa, che circonda e sostiene il piede. Questa è come lo strato più interno e più forte del pavimento pelvico.

Se la scarpa è consumata e viene strappata o lacerata, hai un grosso problema perché non AVRAI nemmeno una scarpa, nessun supporto.

Il centro del corpo di un uomo non è come quello di una donna, è abbastanza differente. Il tessuto muscolare in entrambi va da un lato all'altro, come i lacci della scarpa. Possono essere molto stretti e provocare dolore, con molta tensione muscolare, o essere troppo lenti, senza alcuna tensione, perché i lacci si allentano quando togli la scarpa, ossia quando partorisci. Quando rimetti la scarpa, dovresti riunire i lacci, il sistema nervoso dovrebbe riavviarsi e riportare la connessione, ma per molte donne rimangono disconnessi.

Questi due strati sono gli strati più importanti del pavimento pelvico, ma non sono nella nostra consapevolezza cosciente e fanno parte del Corsetto interno, il pavimento del nucleo; dovrebbero essere pre-attivati prima dei Kegel o dei muscoli del Cappotto esterno.

Lo strato dei Kegel è il fiocco sulla scarpa. Questo è lo strato su cui di solito lavoriamo: ha milioni e milioni di terminazioni nervose perché qui è dove coscientemente controlliamo la nostra continenza, è il nostro rubinetto. Possiamo sentirlo quando interrompiamo un flusso di urina e ci accorgiamo della contrazione di questi muscoli.

Il muscolo dei Kegel e gli sfinteri sono gli strati esterni del pavimento pelvico; fanno tutti parte del Cappotto. Ne sei consapevole, puoi sentirli, ma sono muscoli esterni, come i muscoli addominali. Pensa ai Kegel come agli addominali della tua vagina.

Poiché ci sono milioni di nervi, noi pensiamo che stiamo facendo molto, ma in realtà stiamo cercando di usare qualcosa di molto debole per provare a sistemare qualcosa di consistente.

Non ci rendiamo conto dei 10-20 chili di peso delle nostre viscere. Siamo più consapevoli del grasso nella nostra pancia, di quanto lo siamo del peso delle nostre viscere che spinge verso il basso.

Non fraintendermi, non è che i Kegel non siano buoni, è solo che non fanno abbastanza.

Con l'avanzare dell'età, le scarpe che erano solide e affidabili si trasformano in qualcosa che è molto logorato, ma possono ancora funzionare. Anche se sono sottili, ancora circondano e sostengono il tuo piede.

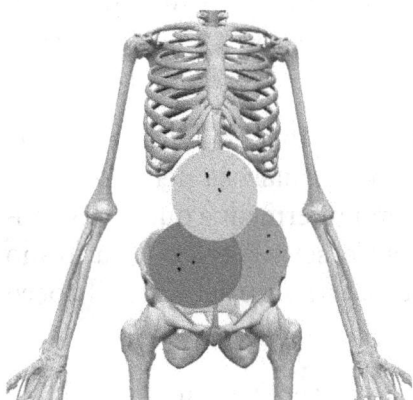

Le tue viscere e gli organi interni pesano dai 10 ai 20 chili, quindi cosa diavolo li trattiene dal cadere verso il basso? Si tratta di un bel po' di peso, non di una sola palla da bowling, ma di un paio di palle da bowling.

Lo strato più interno! La parte robusta della scarpa, quello che fa il lavoro pesante del sollevamento e ha il massimo tono di riposo nel corpo. A volte lo paragoniamo ad un trampolino elastico perché quando funziona bene e le viscere vengono spinte verso il basso, questo strato risponde spingendo sempre tutto verso l'alto, perché si attiva insieme al resto del Corsetto, stabilizzando costantemente.

Come dovrebbe funzionare il pavimento pelvico:

Pensa alle viscere ed alla pressione verso il basso come un tubetto di dentifricio sottosopra. Cosa succederebbe se tu avessi il tappo allentato? Non uscirebbe nulla, il tubetto dovrebbe tenere dentro il dentifricio, anche quando il tappo vi è a malapena appoggiato sopra, ma se stringi il tubetto, il dentifricio schizzerà fuori. Il punto è, gli strati più interni del pavimento pelvico, i lacci che tengono insieme la scarpa, dovrebbero rispondere e togliere la pressione dallo strato esterno, il Kegel, il fiocco.

Pensa al Kegel come alla diga dietro la diga, all'idrante antincendio dietro al rubinetto. Dietro al rubinetto (Kegel) c'è la pressione dell'acqua. Questa pressione non può sopraffare il tuo rubinetto, altrimenti l'acqua finirà sul pavimento della tua cucina.

Non è il Kegel, o il rubinetto, che trattiene l'acqua; la conduttura dell'acqua, che è lo strato di trampolino elastico più forte e di maggior supporto, trattiene l'acqua indietro e consente a questa di entrare quando il rubinetto (che è lo strato del Kegel) si apre e si chiude, secondo la necessità.

Non è possibile controllare la quantità di pressione dell'acqua dell'idrante con il rubinetto. Devi avere qualcosa nel mezzo. Gli altri strati del pavimento pelvico sono intermedi e questi dovrebbero funzionare ed essere parte del Corsetto interno. Si attivano tutti insieme, togliendo la pressione dallo strato del Kegel, il fiocco esterno.

Uno dei motivi per cui non dovremmo avere perdite quando tossiamo è perché il nostro cervello lo sa già un microsecondo prima che lo facciamo. Solleva e tonifica il pavimento pelvico nella sequenza corretta, spostandolo verso l'alto e poi rinforzandolo subito prima della pressione aumentata dalla tosse.

Ciò accade in previsione di tale pressione. Il pavimento pelvico si solleva in modo che il tutto non esploda come un tubetto di dentifricio con il tappo allentato.

Quando si tossisce o si ride, la spinta verso il basso delle viscere è ciò che spinge sul pavimento pelvico indebolito, sopraffacendo lo strato del Kegel, il fiocco.

Anche se non sei consapevole di essere sul punto di tossire o starnutire, è l'anticipazione che tonifica il pavimento pelvico sollevando gli organi interni, così che il peso dell'intestino non prema e sovraccarichi il rubinetto, così i muscoli dello strato del Kegel possano svolgere la loro funzione.

Fare Kegel è come aprire, chiudere o riparare il rubinetto. Ma il problema non è affatto quest'ultimo; il problema è molto più grande.

Non è che il rubinetto o Kegel non sia importante. È solo la parte che possiamo vedere all'interno della nostra casa, ma è anche molto importante essere consapevoli di ciò che accade a monte di questo.

Abbiamo una soglia di continenza. Quando eravamo più giovani, non solo laggiù avevamo un tessuto più tonico, ma non pesavamo e non tossivamo quanto ora.

Ad esempio, se qualcuno ti fa il solletico e ridi in modo incontrollato o se salti su un trampolino, hai perdite involontarie. Si chiama incontinenza da stress. È la quantità di stress che è sufficiente a provocare l'incontinenza, che di solito si traduce nella perdita di qualche goccia o un fiotto di urina. Non sto parlando di incontinenza da urgenza, dove il flusso è irrefrenabile. In questo caso, il segnale neurologico proveniente dal cervello spegne il meccanismo della continenza, si comincia a fare la pipì in piedi (come un uomo) e non ci si può più fermare una volta cominciato. Non sto parlando di incontinenza da urgenza, nonostante questo programma sia di aiuto anche per quest'ultima. In questo libro, mi riferisco all'incontinenza da stress.

Quando l'età avanza, abbiamo maggiori pressioni sul pavimento pelvico che è stato forzato a distendersi e danneggiato da anni e non è mai stato riabilitato. Invece facciamo gli esercizi di Kegel, che hanno funzionato per un po', ma ora con l'aggiunta dello stress sul tessuto, il muscolo esterno non funziona, la pressione è aumentata e gli altri due strati più interni del pavimento pelvico, che dovrebbero essere più forti, non stanno facendo nulla per alleggerire lo strato esterno dei Kegel.

Iniziamo ad avere più problemi nel controllare la nostra vescica. Ma questo è un sintomo di malfunzionamento generale del Corsetto interno.

Quando il Corsetto interno non risponde (i lacci della scarpa sono troppo larghi o troppo stretti) non sollevando e non sostenendo le viscere, ma lasciando che la pressione di queste spinga verso il basso sullo strato vulnerabile esterno dei Kegel, si supera alla fine la capacità del rubinetto di contenere anche piccole quantità di urina, che fuoriusciranno a causa della troppa pressione.

Il dentifricio non uscirà dal tubetto se non lo schiacci. Hai bisogno della ulteriore pressione che deriva dal chinarsi, tossire, saltare o semplicemente dal fare qualsiasi cosa.

In alcune donne il pavimento pelvico può essere così disteso e stirato, che gli organi riproduttivi discendono verso il basso, problema che si chiama prolasso.

Si è semplicemente spento nucleo interno ed abbiamo usato più nastro adesivo o strati di rinforzo esterno, come i muscoli dei Kegel, per tenere tutto su e dentro, ma è estenuante ed inutile.

È come raccogliere un melone con un filo interdentale. Facendo solo gli esercizi di Kegel e cercando di tenere tutto il peso su questo piccolissimo strato di muscoli, non c'è una base sicura e le cose iniziano a cadere in tutte le direzioni.

Continuiamo a fare i Kegel, ancora ed ancora, perché è l'unica parte del pavimento pelvico di cui siamo consapevoli, che possiamo sentire e possiamo controllare coscientemente; dato che questo strato esterno è così pieno di terminazioni nervose, pensi di fare molto, ma la tua scarpa, se si è rotta non potrà restare in posizione se i tuoi lacci sono rovinati.

La tua scarpa deve essere riparata.

I lacci non devono essere legati né troppo stretti né troppo lenti e poi puoi fare il fiocco, il Kegel. Puoi esercitarti a legare il fiocco, ma questo non ti aiuterà a tenere la scarpa in posizione se tutti gli altri strati non vengono riparati per primi.

Quindi, non solo ogni cosa sta cadendo verso il basso, ma sta anche esplodendo ai lati, il che ti fa perdere il tuo punto vita, perché i lacci non sono al loro posto. Le tue costole si sono allargate e ti sta uscendo la pancetta. L'intero sistema del nucleo interno è spento e dobbiamo riaccenderlo; quindi impareremo come accendere l'interruttore interno per una corretta allacciatura.

Quando il pavimento pelvico e l'intero Corsetto interno funzionano come dovrebbero, a parte avere meno perdite, avrai anche scolpito la tua forma, dalle ascelle alla base del busto.

Lo strato dei Kegel non è progettato per sostenere l'intera scarpa o tutta quella pressione. Se lo costringi a fare quel lavoro, non ti sorprendere che, dopo anni ed anni di uso ed abuso, alla fine ti dica: "Ho chiuso con te. Non farò nemmeno quello che potrei fare." Quindi cerchi di persuaderlo, ma non funziona più. Tanto per peggiorare le cose, quando le donne entrano in menopausa o avvengono i cambiamenti ormonali della mezza età, si verifica una diminuzione degli estrogeni, il che rende i tessuti ancora più sottili.

Abbiamo disattivato sia i lacci, sia la parte più importante del pavimento pelvico la parte più interna e forte, che supporta la scarpa, senza dargli tono.

Lo strato più interno ora è fragile, fuori uso e non reattivo; lo strato intermedio si è slacciato durante il parto per permettere l'uscita del neonato e poi non è riuscito a riabilitarsi correttamente riunendo di nuovo i lacci. Quindi non perdiamo più il peso che abbiamo messo su durante la gravidanza e non riusciamo a riacquistare il nostro girovita. Poiché abbiamo smesso di avere una buona funzione del pavimento pelvico, continuiamo ad aumentare il suo carico nel corso del tempo, facendolo peggiorare sempre di più.

Le Buone Notizie

Possiamo accedere a questi profondi strati del pavimento pelvico perché esso si collega agli strati esterni dei Kegel. Possiamo passare attraverso il rubinetto ed oltre, attraverso l'impianto idraulico, e scoprire dove sono i meccanismi ed accedere fino in alto, anche se non possiamo vederli.

Dal momento che i tre strati sono tutti collegati insieme con un piccolo nodo francese al perineo, quando si allena lo strato più interno e forte, gli altri due strati si uniscono al processo nel corretto ordine sequenziale di attivazione, dall'interno verso l'esterno.

Ciò consentirà al muscolo dei Kegel di svolgere correttamente il suo lavoro, che è quello di avviare e fermare il flusso, il rubinetto e governare la funzione sessuale di cui parleremo nel Segreto del Sesso, cioè il Segreto Sei.

Giù Sotto

Alcune donne non sono consapevoli di avere tre diverse aperture laggiù. Ognuno di questi orifizi è circondato da muscoli, muscoli per stringere, su cui hai il controllo cosciente. Il fiocco, lo strato di rinforzo e gli "addominali" della tua vagina, sono quelli su cui hai il controllo cosciente.

La parte anteriore è l'uretra, vicino all'osso pubico. Puoi contrarre e fermare così il flusso di urina.

Nel mezzo c'è la vagina, dove metti l'assorbente interno. La puoi contrarre. È da dove esce il neonato e dove fai sesso. Non è un anello ma è più un'asola, ha la forma dell'asola per i bottoni. Circonda e accoglie il pene. Le donne tendono ad avere uno strato intermedio rilassato, dovuto agli ormoni della gravidanza, per far uscire il neonato e togliere la scarpa. Vogliamo che l'asola funzioni senza attivare i muscoli del Cappotto esterno. Quello che succede ad alcune donne e a molti uomini è che lo strato intermedio del pavimento pelvico diventa molto stretto e teso a causa della compressione esterna del Cappotto (irrigidendo i glutei e facendo gli esercizi Kegel).

Il muscolo intorno all'ano è uno sfintere, l'orifizio anale. Questo muscolo deve rilasciarsi per espellere le feci e consentire il passaggio di aria, quindi ha bisogno di sapere subito cosa sta uscendo: aria, liquido o solido. Quindi sa quanto aprire il rubinetto, poco, mediamente o tanto. È il più intelligente degli sfinteri, perché deve essere in grado di percepire cosa si trova dietro la porta.

Le donne fanno un Kegel, interrompono il flusso e fanno l'esercizio dei tamponi, dove si prova a portare verso l'alto un assorbente interno immaginario, come fosse un ascensore, su, su, su contraendo i muscoli della vagina. Ma quello che fanno realmente è serrare tutti gli altri muscoli ed usare i muscoli dei glutei per spingere verso l'alto l'ascensore o il tampone.

C'è un modo migliore!

Dobbiamo smettere di fare i Kegel ed invece imparare a lasciar andare, altrimenti niente migliorerà, perché abbiamo bisogno di accedere allo strato più interno del pavimento pelvico. Non si può fare con gli esercizi dei Kegel o serrando sempre le natiche. Ciò che provoca l'appiattimento della curva dei glutei è tenere contratti i muscoli tutto il tempo, il che equivale a tirare molto forte i lacci, rendendoli strettissimi e causando sempre più dolore alla schiena.

Quando il nostro Corsetto si spegne per partorire, per un intervento chirurgico o per una malattia, smetterà di attivarsi al momento giusto, perché i nervi non hanno più reimparato a riunire i lacci.

Ecco perché usiamo l'allenamento del sistema nervoso in questo programma, non l'allenamento muscolare. Non è che il muscolo non sia abbastanza forte o che non sia collegato nel modo giusto con il sistema nervoso, ma è come se fosse addormentato e non venisse chiamato ad aiutare a sostenere le viscere.

Il modo per allenare gli strati più interni del pavimento pelvico assomiglia a quello che fa una connessione muscolare nervosa, che coinvolge allo stesso tempo sia il sistema nervoso sia il muscolo: immagini e visualizzazione.

Quando usiamo le immagini, possiamo anche spegnere il nostro Cappotto.

Quando immaginiamo di muovere i punti di riferimento ossei del pavimento pelvico (ossa ischiatiche e coccige), dove i muscoli si attaccano, facciamo tendere i muscoli del pavimento pelvico, come nella scarpa, quando muovi il piede, crei un effetto sulla pelle della scarpa, la parte di supporto maggiore. Se "muovi" i punti di riferimento ossei a cui i muscoli sono collegati, davvero si agirà su questi ultimi che quindi cominceranno a svegliarsi. Anche se solo pensiamo di muovere l'osso della coda (coccige) e gli ischi, questo pensiero attiverà il pavimento pelvico e l'intero Corsetto.

La mente penserà che non stiamo facendo nulla, quindi le immagini ci aiutano ad inviare messaggi dal cervello al pavimento pelvico per tirarlo, muovendo altre parti che lo toccano direttamente. Questo rinvia messaggi dal pavimento pelvico al cervello. I messaggi devono andare in entrambe le direzioni, come una linea telefonica; deve essere come un dialogo. Come tornano dei messaggi, ne escono degli altri.

Anche piccolissimi movimenti possono provocare una grande esplosione nel tuo sistema nervoso.

Poiché gli strati più profondi fanno parte del Corsetto interno, non possiamo allenarli contraendo come fai nei Kegel, che puoi sentire. È come il resto del Corsetto, deve essere acceso e dobbiamo consentirgli di essere attivato.

La prima cosa che dobbiamo fare è imparare come spegnere questi tesissimi muscoli esterni. Può sembrare strano, ma la maggior parte delle donne mantiene un qualche tipo di tensione tutto il giorno.

ESERCIZI

Per prima cosa identifichiamo i muscoli del Cappotto del pavimento pelvico, che spegneremo.

Sdraiati e fai un Kegel, tira su, come se stessi fermando il flusso di urina. Ora facendo finta di avere un tampone, portalo verso l'alto attraverso la tua vagina. Ora fai la stessa cosa con l'ano o sfintere anale, come se stessi cercando di trattenere aria. Questi sono i muscoli del Cappotto.

Ora che sai, cerchiamo di stare alla larga dal fare quei movimenti fino a quando non possiamo accedere allo strato più profondo e forte del trampolino elastico e impariamo la sequenza corretta.

LAY AN EGG - DEPONI UN UOVO - Rilascia gli strati esterni per accedere allo strato più interno e risvegliarlo.

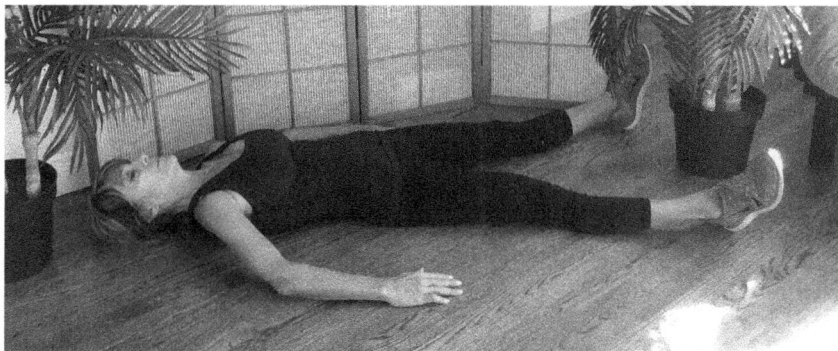

Siediti o sdraiati, immagina di essere una gallina e deponi un uovo

dal tuo ano, proprio così, non spingere. Permettigli solo di uscire. Lo sapevi che le galline non possono deporre le uova quando sono stressate? Lascia semplicemente che esca. Deponi un uovo, due o di più.

Attiva il Corsetto

THE REED - LA CANNA - L'esercizio cardine di questo programma. Attiviamo, nel vero senso della parola, il cervello ed il sistema nervoso e cominciamo ad allenare quei collegamenti che tirano e strattonano lo strato più forte del pavimento pelvico, "risvegliandolo," creando più innervazione aumentando il flusso sanguigno, il tono muscolare e rimuovendo le tossine.

Per oltre duemila anni, gli Yogi hanno praticato una tecnica avanzata per diventare maestri. Sapevano che c'era un luogo dentro di loro, nel profondo, che dava loro salute, benessere, leggerezza e libertà di movimento. Praticando il test finale per divenire maestri Yogi, prendevano una canna, un tubo cavo simile ad una cannuccia, che cresce nell'acqua, la inserivano nel retto dallo sfintere anale e succhiavano l'acqua molto in alto, mentre tenevano l'ano rilassato.

Non ti preoccupare, nel nostro caso, sperimenteremo solo il pensare di essere uno Yogi Master. Non ci metteremo per davvero una canna nel sedere. Usando la nostra immaginazione con la Canna, stiamo letteralmente attivando tutto, quindi immaginiamo di succhiare senza stringere. Quando guardi un bambino succhiare per la prima volta attraverso una cannuccia, nota come tende a schiacciare la cannuccia con le labbra. Questo è importante da sapere mentre pratichiamo l'immagine della Canna: è fondamentale NON stringere l'estremità' della canna con i muscoli del nostro sfintere. Non serrare i muscoli del sedere. Devono rimanere spenti.

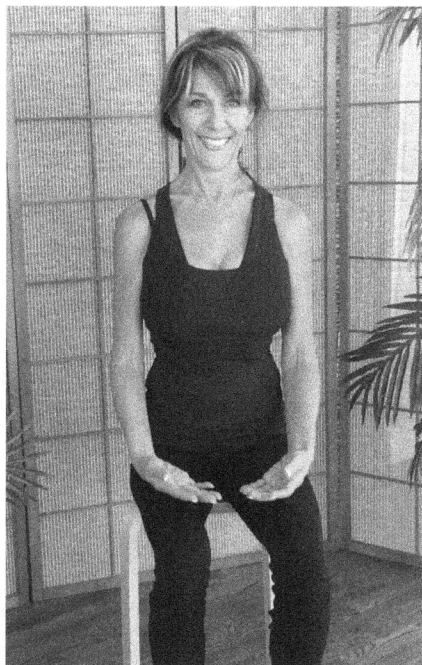

Siediti sulle ossa ischiatiche o sdraiati e immagina che un piccolo flusso d'acqua stia salendo attraverso la Canna, su in alto attraverso il passaggio posteriore. Succhia, succhia, succhia; poi l'acqua rimbalza verso l'alto, come una pallina del Bingo o del gioco del Lotto. Su, su, su; su di 3 cm, poi giù di 3 cm, su di 4 cm e mezzo, poi giù di 3 cm, su di 6 cm, poi giù di 3 cm... sempre mantenendo la sensazione del rimbalzo della palla su in alto nel retto. È come se ci fosse un flusso costante d'acqua che si muove continuamente verso l'alto nella canna. La sensazione è di mantenere tutto rilassato e di creare la percezione che qualcosa stia frizzando all'interno e che si muova verso l'alto. La chiave per te è visualizzare.

Quando inizi per la prima volta con questa immagine, tutto inizierà a contrarsi e a voler aiutare, come il tuo sfintere anale o i glutei; va bene, fermati, deponi un uovo e riprova. Il tuo corpo sta cercando di realizzare qualcosa, che è far risalire l'acqua. Restare fermi e calmi è ciò che è importante, non cercare di aiutare in ogni momento. Se provi a percepirlo, significa che stai provando a farlo. La chiave non è cercare di farlo, ma immaginare come sarebbe senza spostare un singolo muscolo in tutto il corpo. Il trucco è che l'unica cosa in movimento è la tua mente. Tutto il resto è spento. Potresti sentirlo nelle orecchie, in bocca sul palato o nella parte posteriore del naso e della testa. Qui è dove viene creata l'aspirazione. Presta attenzione al tuo sedere. È ancora acceso? Prova a rilassare; continua a lasciare andare mentre mantieni la Canna.

Devi mantenere quella sensazione di aspirazione. Aspira profondamente verso l'alto. Rilassa i glutei e l'ano. Non spingere o tirare.

Pratica la Canna 24 ore su 24, 7 giorni su 7, quanto più puoi, quando cammini, leggi un libro, sollevi una tazza di caffè, lavi i piatti, guardi la TV, ti sdrai e anche mentre fai tutti gli altri esercizi. Presto sarà automatico.

Il Poema Della Canna

Signora Canna, Signora Canna, ringrazio Dio ogni giorno per te
Mi sento di nuovo leggera sui miei piedi quando non sapevo cosa fare aimè
Mi hai impedito di aver perdite, hai appiattito la mia pancia ed hai impedito ai miei organi di cadere sulla plancia
Correggendo la mia postura ha curato la mia tristezza trattenermi dal piangere tutti i giorni non è più una certezza
Anche se sei solo un flusso d'acqua che scorre dal retto alla mia testa
Solo immaginandoti non mi son sentita così bene da anni e mai così in festa!

BIKINI BREATHING - RESPIRAZIONE NEL BIKINI

Ora impareremo come aumentare la Pressione Intraddominale, IAP (Intra Abdominal Pressure), che innesca il meccanismo del neonato, il Corsetto che ci ha fin dall'inizio portati a camminare.

Un bambino fa sempre le cose nell'ordine corretto.

Alla nascita, nulla. In seguito i bambini guardano, rotolano, si siedono, gattonano, camminano, corrono e saltano. Ogni volta che il Corsetto (nucleo interno) si pre-attiva diventa più forte, il bambini possono continuare a sviluppare il core esterno, i muscoli del Cappotto, non possono sollevare il loro corpo fino a quando non riescono a sollevare il pavimento pelvico. È l'ultima parte del Corsetto a svilupparsi, ecco perché saltare è l'ultima cosa che siamo in grado di fare.

Ora, torniamo indietro e ricordiamo a noi stessi cosa abbiamo passato per prepararci ad imparare a camminare.

Abbiamo spento il nostro Cappotto, ora capiremo come si muovono le nostre costole.

La cosa principale è tenere sempre le costole morbide e rivolte verso il basso. Devono stare giù tutto il tempo nella stessa posizione che si ottiene quando si gonfia un palloncino o si espira al massimo.

Inspira ed espira al massimo. Quando le costole vengono lasciate cadere verso il basso e non lasci che si risollevino, non muovi altro ed inspiri, aumenterai la IAP, che è cosa buona, perché le costole non si stanno espandendo nella parte anteriore, forse solo leggermente sui lati.

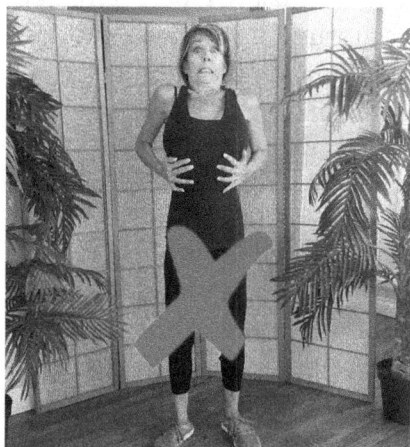

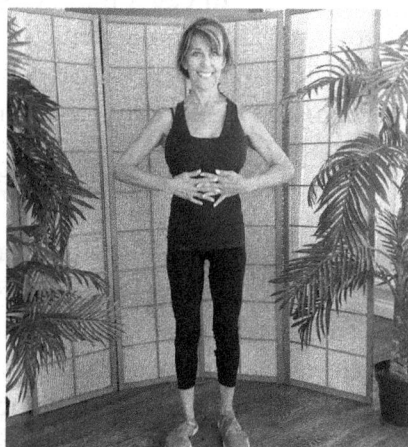

Inspira e senti le costole aprirsi come in un'Alba e ora lasciale chiudersi come in un Tramonto con l'espirazione completa, tenendole chiuse per attivare il tuo Corsetto.

Immagina di indossare un bikini a triangolo davanti e dietro.

Metti le mani sul davanti del bikini, mentre inspiri, senti l'aria che effettivamente entra nel tuo bikini, diffondendosi tutto intorno.

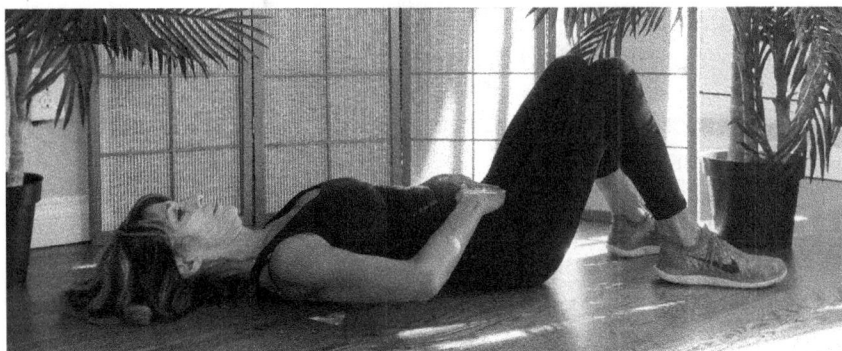

Quando mantieni le costole giù al Tramonto e inspiri, invece di far avvenire l'espansione nelle costole, la farai avvenire nella parte anteriore e posteriore del bikini e la IAP aumenterà.

Senti l'aria che scende ed espande la parte anteriore e posteriore del tuo bikini in egual misura. Vogliamo iniziare a percepire questa pressurizzazione interna, che comprime e compatta tutto, in modo sicuro, intorno alla nostra colonna vertebrale; questo è il meccanismo che mette il bambino in piedi.

Nota: se il tuo bikini non si sta espandendo ma si affloscia sotto le tue dita, metti le mani di nuovo sulle costole per aiutarti a tenerle giù fino a che puoi mantenere la posizione del Tramonto. Se senti le costole sollevarsi per respirare, probabilmente stai trattenendo in dentro lo stomaco, quindi non farlo e non contrarre i glutei. Imparando a respirare correttamente, imparerai anche a disattivare i muscoli del Cappotto. Se noti che la tua pancia, schiena, viso o collo sono tesi, rilasciali, fermati e fai Mr. Freeze (Mr. Rigido). Quindi soffia in un palloncino immaginario per far sì che le costole vadano morbidamente nel Tramonto o espira al massimo.

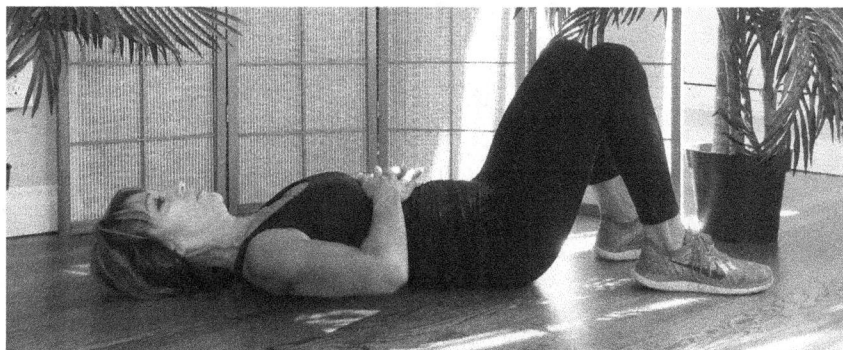

Quando sei sdraiata, mantieni sempre le costole al Tramonto ed un piccolo spazio sotto la parte bassa della schiena, sufficiente per un'immaginaria farfalla addormentata. Quindi non devi mai spingere in giù la zona lombare. Piedi sotto le ginocchia, dita leggermente rivolte verso l'esterno.

Continua ad esercitarti con il Tramonto per aumentare la IAP e per attivare il tuo Corsetto, insieme all'esercizio della Canna. Alla fine non dovrai più pensarci e potrebbe accadere già da oggi. Ecco quanto il sistema nervoso è veloce a riavviarsi!

CAMMINARE CON GLI ISCHI

Trasforma i tuoi muscoli del pavimento pelvico, che sono tesi e duri o lassi e flaccidi, in un pavimento pelvico dinamico ed elastico che sostiene le viscere e spinge in dentro il Corsetto.

Per prima cosa, siediti sulle ossa ischiatiche, e assicurati di non essere seduta sull'osso sacro.

Siediti sul pavimento, su un cuscino o su una pila di libri, per aiutarti a metterti sugli ischi. Gambe a V, piegate, non stenderle. Di fronte a te c'è una maniglia immaginaria sul pavimento che è letteralmente cementata nel pavimento e puoi davvero ruotare l'osso pubico in basso e indietro, per far sì che gli ischi siano a terra, immaginando di usare le tue dita sulla maniglia.

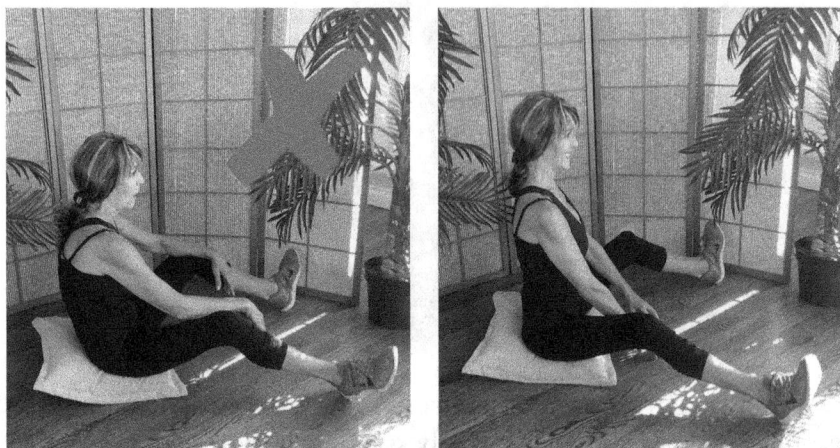

Ora incolla l'ischio destro al pavimento e solleva quello di sinistra portandolo verso l'alto e in avanti, poi abbassalo agganciandolo al pavimento. Ora fa lo stesso dall'altro lato, camminando davvero in avanti.

Fai questo esercizio ogni volta che puoi, mentre guardi la TV, mentre ti rilassi, o mentre non fai nulla, perché ogni volta che cammini alternando le ossa ischiatiche, stai distendendo e tirando il pavimento pelvico, migliorandolo sempre di più!

Continenza e mobilità

C'è un quarto delle ossa del corpo nei tuoi piedi. Ciò significa che quando il tuo piede tocca il suolo molte articolazioni e uno dei più grandi e più potenti inneschi del tuo Corsetto interno si attivano. Se hai un piede rigido o teso, il pavimento pelvico non risponderà correttamente e non si solleverà.

Gli archi del piede ed il pavimento pelvico sono connessi nel tuo cervello. Quando gli archi del tuo piede hanno iniziato a svilupparsi, dopo circa 18 mesi che ti sei alzata per camminare, era anche il tempo di togliere i pannolini.

Quindi qualsiasi cosa succeda nei nostri piedi, influenzerà il nostro pavimento pelvico e l'intero Corsetto interno. Qualsiasi cosa succeda nel nostro pavimento pelvico o Corsetto interno, influenzerà i nostri piedi. Se i tuoi piedi sono tesi e rigidi, avrai un pavimento pelvico teso e rigido. Allo stesso modo, se i tuoi piedi sono flosci e non hanno alcuna tensione o tono, così sarà il tuo pavimento pelvico. Se lavori su uno, l'altro migliora. In altre parole, se fai esercizi per il Corsetto interno, la tua mobilità migliorerà, proprio come se fai questo esercizio del Piede a Ventosa, le tue perdite di urina ed il mal di schiena miglioreranno.Quindi facciamo questo esercizio per attivare il Corsetto.

PLUNGER FEET - PIEDI A VENTOSA

Stando in piedi, con i piedi allineati ai fianchi, distanti l'uno dall'altro la larghezza di un pugno, le dita dei piedi più in fuori dei talloni, le ginocchia sbloccate.

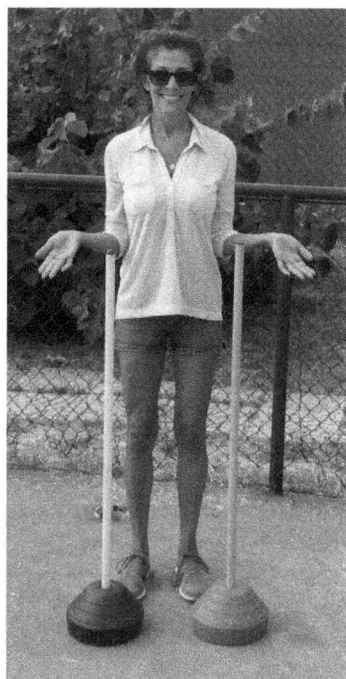

Immagina che il tuo piede sia una ventosa sturalavandini. L'arco è la ventosa di gomma e la tibia è il manico. Tieni l'avampiede in contatto con il pavimento, con le dita rilassate ed allungate in avanti, immagina l'osso del tallone diretto diagonalmente indietro.

Usa la tua tibia, il manico, per allargare il piede, come se gli archi potessero appiattirsi e le ossa si potessero allargare sul pavimento, poi solleva dal manico e fai alzare l'arco o la ventosa, tenendo le dita dei piedi lunghe ed il tallone per terra per tutto il tempo. Mantieni il sedere morbido, senza stringere..

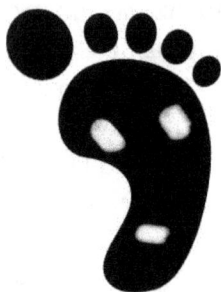

Quando cammini, cammina sul treppiede, con il primo punto che è la parte dell'avampiede all'altezza della base del pollice, il secondo è la parte dell'avampiede all'altezza del quarto dito ed il terzo è la base del tallone. Questi punti devono poggiare a terra allo stesso momento, il che significa NON camminare dal tallone alla punta del piede, ma cercando di usare il piede come una ventosa, giù e su, allargando le ossa quando sono a terra e molleggiando poi verso l'alto, creando più spazio tra le articolazioni.

Ciac, ciac, ciac fanno i Piedi a Ventosa.

Allargare le ossa e farle molleggiare in su è un altro modo per attivare e rafforzare il tuo pavimento pelvico, la base del tuo Corsetto interno.

Quindi andiamo! Allarga, molleggia in su, allarga, molleggia in su, fai i Piedi a Ventosa.

Non avevo idea che nella mia scarpa vivesse un piede che funziona come una ventosa.
Faccio un passo avanti, faccio un passo indietro, i miei archi si allargano, poi balzano in su e sono gioiosa.
Allarga, molleggia in su, allarga, molleggia in su, il mio arco è una coppetta aspirante, vieni a farlo anche tu.
Talloni giù e indietro, le dita lunghe e rilassate, mentre il fiocco balza in su ed in giu,, su e giu.

Capitolo 3

Segreto Tre

Non puoi allenarti più di quanto stai seduta in ufficio
Non sei dove pensi di essere

Ci è stato detto che per perdere peso ci dobbiamo esercitare e
fare capriole. Le ultime conoscenze scientifiche ora dimostrano
il contrario, non erano altro che parole. Non hai bisogno di fare
esercizio, solo di diventare più vivace e muoverti di più.
Affina il tuo movimento quotidiano per accelerare il lavoro
e far di più. Per prima cosa, interrompi gli allenamenti cardio
per ridurre il grasso della pancia.
Ora sappiamo che è molto più semplice di così salire sulla bilancia
Quindi aggiorniamo la mappa del cervello per ottenere l'efficienza
quotidiana del movimento. Per aggiornare la nostra mappa,
consapevolezza e immagini sono la chiave del momento
Per riappropriarti del tuo corpo, per meno dolore e riprendere
la tua forma. Riallinea le tue ossa, indossa il Corsetto,
e dopo il Cappotto è la riforma.

Marcie è una terapista di Agopuntura giapponese presso il Centro per il trattamento cardiaco dello Scripps Memorial Hospital di La Jolla a San Diego e venne alla mia lezione di fitness, anni addietro, all'ospedale. Dopo la lezione, si avvicinò a me e si lamentò del dolore alla spalla che aveva da un po' di tempo. Le diedi un esercizio di Movement Mapping (TM) che le tolse immediatamente il dolore. Un anno dopo si infortunò e non era più in grado di fare gli allenamenti più duri, non perdeva più peso, stava solo creando massa e non si sentiva bene.

Tornò da me e decise di smettere di allenare il suo ESTERNO ed iniziare a lavorare sul suo INTERNO, per riavviarsi e riorganizzarsi. Da allora ha perso 20 chili e si sente meglio che mai.

"È semplice, sono tutte tecniche di consapevolezza e visualizzazione! Adoro questo Programma!" dice Marcie.

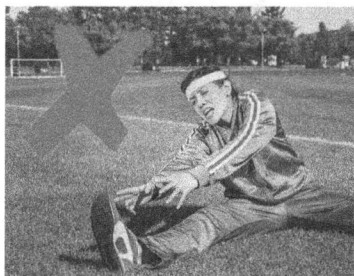

Se non ti piace esercitarti tanto quanto ti piace una coppa di gelato o un bicchiere di vino, puoi anche saltare l'allenamento, perché è semplicemente inutile.

Là fuori ci sono oltre 30.000 palestre, allenamenti di moda ed ancora più diete, eppure la pancetta non si muove e ci sono anche più danni ripetuti.

Poi, ci sediamo ad una scrivania tutto il giorno e diciamo che faremo ginnastica dopo il lavoro perché siamo stati seduti tutto il giorno. Non funzionerà perché hai già impostato gli ormoni per sabotarti, causandocambiamenti ormonali (più ancora nelle donne) e poi pensiamo di poter andare in palestra e fare esercizio?

Ma è vero l'opposto. Bruci più calorie con il movimento generale quotidiano che fai, piuttosto che facendo palestra.

Bruci il 60 per cento di calorie solo mantenendo il tuo corpo per tutto il giorno, mantenendo il tuo battito cardiaco, la temperatura, ecc., quindi un ulteriore 10 per cento di calorie per la digestione, lasciando un "enorme" 30 per cento di calorie da utilizzare per fare esercizio.

Bruci anche più calorie stando seduta a sognare ad occhi aperti che guardando la TV e bruci più calorie facendo una passeggiata per visitare un'amica invece di camminare e basta.

Al cervello piacciono i movimenti mirati ed intenzionali.

Se non è un movimento mirato ed intenzionale della vita quotidiana, si creeranno molti più ormoni dello stress, che si accumuleranno intorno alla vita per proteggere i fragili organi interni. Il tuo cervello sta dicendo "Che diamine stai facendo a correre su una piattaforma di gomma che gira e gira intorno e non va da nessuna parte... non c'è una tigre che ti insegue quindi, non userò questo grasso, lo conserverò intorno a questi delicati organi per proteggerli... non si sa mai quali altri danni farà questo allenamento maniacale!"

Quando non ci fermiamo a riabilitare il nostro Corsetto interiore correttamente, il nostro cervello, il sistema GPS, il centro di controllo per tutti i movimenti, consci ed inconsci, recluterà muscoli differenti dal Cappotto che continuiamo ad allenare per sostituire la funzione del Corsetto, quindi creiamo compensazioni, motivo per cui abbiamo dolore e il muoverci ci fa male.

Quando il Corsetto si avvia tempestivamente prima del Cappotto, tira tutto insieme dall'interno, le articolazioni si allineano automaticamente per ridurre le lesioni e i muscoli periferici delle braccia e gambe sono liberi; non dovrai pensare a posizionare il tuo corpo per muoverti, quando il tuo Corsetto viene riavviato. Si chiama Centratura Dinamica delle Articolazioni, Dynamic Joint Centration.

Fare un movimento è come avere una linea diretta con il tuo cervello mentre crea circuiti neuronali tra le cose. A causa delle compensazioni, però, abbiamo smesso di muovere cose che non sapevamo nemmeno esistessero ed il nostro corpo si blocca.

Quando un muscolo non si muove correttamente contraendosi e distendendosi, il cervello mette letteralmente tessuto cicatriziale nel muscolo, trasformandolo in qualcosa di simile a un pezzo di tela, un tessuto che non ha alcuna elasticità, rigido e duro, immobilizzato da una cinghia, finché non lo muovi di nuovo.

Quindi siamo rigidi e tesi, corriamo dal massofisioterapista che ci dice che siamo legati e ci massaggia per scioglierci fino alla prossima volta. Ma quello che potresti non sapere è che è il tuo cervello a tenere tutto teso. I nostri muscoli possono controllare il movimento, ma ascoltano sempre un cervello che vuole proteggerci dagli infortuni.

Il nostro cervello è impostato per evitarci particolari tipi di lesioni ed è stato così per milioni di anni, quindi ci configurerà per proteggerci. Se qualcuno ti chiedesse perché non riesci a fare la spaccata frontale, digli invece che la puoi fare! Non c'è niente che collega le due gambe. Quando il tuo cervello è spento con l'anestesia, i medici possono muovere il tuo corpo in tutti i modi che vogliono. Quindi, perché devi allenarti continuamente per fare la spaccata frontale? Perché al tuo cervello non piace che tu ti metta in queste posizioni precarie, in cui il movimento non ha alcuno scopo e tu potresti essere soggetta a lesioni.

Vogliamo poterci muovere ovunque e in qualunque modo vogliamo, senza preoccupazioni.

È come prendere la strada più efficiente per andare al lavoro, che supponiamo sia quella che attraversa un ponte. Un giorno il ponte crolla (hai un infortunio) quindi devi trovare un altro percorso per arrivarci (si crea una compensazione, come ad esempio l'inclinarsi da un lato o il continuare a camminare a papera dopo una gravidanza), che supponiamo sia la strada più lunga, il che significa più danni da usura della tua automobile, più benzina e più viaggi dal meccanico; anche se raggiungi la meta comunque.

Finalmente il ponte viene aggiustato (il tuo infortunio è guarito), ma tu ti sei così abituata alla strada lunga ed ai viaggi dal meccanico, che non pensi nemmeno che sia possibile POTER tornare su quel ponte.

In altre parole, stiamo meglio, ma le nostre compensazioni (i muscoli del Capotto) hanno già preso il controllo ed ora combattono per il controllo completo.

Le terapie del movimento negli ultimi 50 anni hanno previsto il lavoro con i muscoli del Cappotto esterno, i muscoli volontari, quelli che possiamo contrarre e sentire, come un bicipite. È facile creare compensazioni multiple e diventare rigida e tesa come un omino della Lego, bloccata, a malapena in grado di muoverti.

Tutti noi dobbiamo invecchiare, ma possiamo mantenere tantissime funzioni e muovere il nostro corpo in modo da procurarci meno tensione e sforzo.

Vogliamo essere meno rigide e tese, vogliamo essere più come una costosa versione di un robot sofisticato, con molte parti mobili, che comunicano continuamente, in entrambe le direzioni, con l'elaboratore centrale di un computer.

Vogliamo arrivare a muoverci con efficienza aggraziata e senza sforzo, migliorare il movimento e non dover più pensare a come lo facciamo.

Visto che l'esercizio fisico può sia produrre sia alleviare tensione, visto che ogni giorno facciamo sempre meno movimenti finalizzati e che la maggior parte delle nostre calorie vengono bruciate attraverso il movimento generale fatto DURANTE il giorno, piuttosto che con gli esercizi, ha più senso affinare i movimenti abituali per diminuire la tensione e, alla fine, l'accumulo di grasso nella pancia.

Sto parlando di perfezionare il movimento inconsapevole di tutti i giorni, il movimento a cui davvero non pensiamo.

Quindi, insieme al riavvio del Corsetto, aggiorneremo anche il nostro cervello/GPS con il Movement Mapping™, un altro programma inventato dalla Dott.ssa Theresa, che toglie ogni dubbio sul capire come muoversi.

Quando andiamo a muovere un muscolo, come ad esempio a fare una contrazione del bicipite, si segnala indirettamente al cervello di muovere l'articolazione.

Un modo più rapido e diretto per muovere un muscolo è concentrarsi sull'articolazione con il Movement Mapping™. Questo ricalibrerà e ricollegherà direttamente le connessioni del cervello in modo da non dover più pensare a come muoversi.

Puoi ricominciare a tornare su quel ponte e a risparmiare soldi per la benzina, evitare il meccanico e l'usura della tua auto e non sapevi nemmeno che avresti potuto!

Movement Mapping™ è un programma a base neurologica per l'efficienza del movimento quotidiano.

L'obiettivo di Movement Mapping™ è quello di sviluppare consapevolezza dell'anatomia. Lo facciamo dicendo al tuo cervello come è organizzato il tuo corpo e come sperimentare un modo migliore e più efficiente di muoversi. Una cattiva mappatura può provocare molta tensione e sforzo a causa di questi movimenti compensatori. Movement Mapping™ aggiorna la mappa del cervello indicandogli dove sono le articolazioni, riorganizzando l'efficienza automatica del movimento.

Lo facciamo attraverso esercizi di consapevolezza e muovendo l'articolazione senza includere i muscoli, usando le immagini. Poiché il nostro esterno non somiglia al nostro interno, a volte abbiamo un'immagine sbagliata di dove sono le nostre articolazioni; quindi abbiamo bisogno di aggiornare il nostro GPS (cervello) in modo che il nostro corpo, la mappa, non continui ad andare fuori strada (danni ripetuti).

Questo tipo di movimento, il Movement Mapping™, il movimento più piccolo, cambierà per sempre il modo in cui ti sentirai, non solo dopo un allenamento...ricordo quei giorni in cui non vedevo l'ora che finisse la mia corsa per poter andare a casa a mangiare qualcosa di scadente, puah!

Quindi, signore, non dovete allenarvi e, assolutamente, saltate il cardio se non vi piace tanto quanto un bicchiere di vino. Sedetevi di meno, siate vivaci, muovetevi di più, capite i principi generali del movimento e imparate a mangiare con il libro "Evolutionary Eating".

Aumentate la combustione dei grassi facendo Hi Intensity Interval Training (HIIT), movimenti ad alta intensità per brevi periodi di tempo. HIIT brucia molte più calorie, richiede molto meno tempo e mantiene il tuo corpo in sintonia. Prova a saltare la corda o gioca a campana. Lavora fino a 20 secondi con la massima intensità e poi fai 10 secondi di pausa per 10-20 minuti, 3-4 volte a settimana. Inizia con quello che riesci a fare tranquillamente e pian piano fai di più.

ESERCIZI

Parole chiave che dicono al cervello come il corpo è organizzato.

APPLE CORE - TORSO DI MELA

Un grosso problema che abbiamo che contribuisce al nostro mal di schiena è che pensiamo che la colonna vertebrale sia dietro di noi, come un sottile manico di scopa. Ci è stato detto per molti anni di raddrizzare la schiena tirando le spalle indietro ed ancora una volta abbiamo i muscoli del Cappotto che cercano di tenerci dritte nel miglior modo possibile, ma lo facciamo nel posto sbagliato, la schiena.

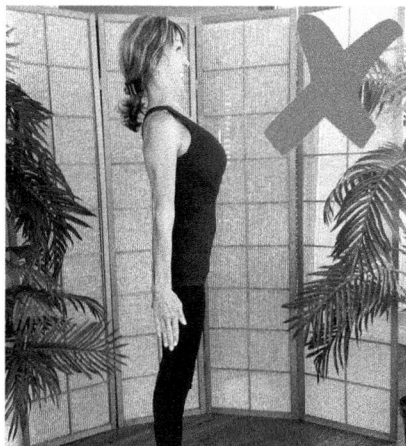

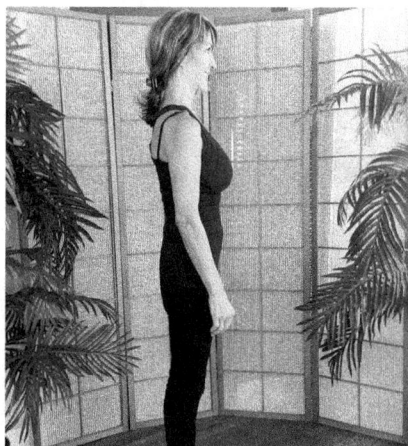

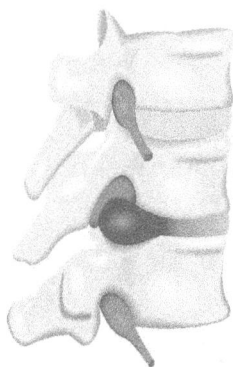

Quando stiamo dritte in questo modo schiacciamo i processi spinali che sono stretti e da cui i nervi si irradiano nella parte posteriore, così quando ti alzi dritta in piedi e contrai la schiena, comprimi permanentemente le radici dei nervi nel punto in cui fuoriescono dalle vertebre. Quando stringi insieme le scapole e mandi la testa in avanti, rovini l'allineamento, aggiungendo ulteriore dolore alla schiena. Non puoi raddrizzarti senza creare compressione.

La parte di maggior supporto, più grande e più pesante della colonna vertebrale si trova nel centro e nella parte anteriore, dietro l'ombelico. La spina dorsale inizia dietro gli occhi, tra le orecchie, curva verso l'ombelico, si inserisce attraverso il bacino all'osso sacro e termina sul coccige.

Vogliamo sentire il nostro corpo allineato più verso la parte anteriore così abbiamo più libertà nella parte posteriore. Questo è ciò che chiamiamo Torso di Mela.

La tua spina dorsale passa nel centro del tuo corpo che è distribuito ugualmente davanti, dietro e sui lati.

Immagina di essere un Torso di Mela, senza tensione nel nucleo esterno. Pensa a questa immagine quando cammini e quando sei seduta. Non irrigidire, raddrizzare o contrarre i muscoli del Cappotto.

TOOTSIE POP HEAD - TESTA DI LECCA-LECCA

La testa è posata sulla parte superiore della spina dorsale, come un Lecca-Lecca. Metà del cranio è dietro di te ed il tuo volto è davanti.

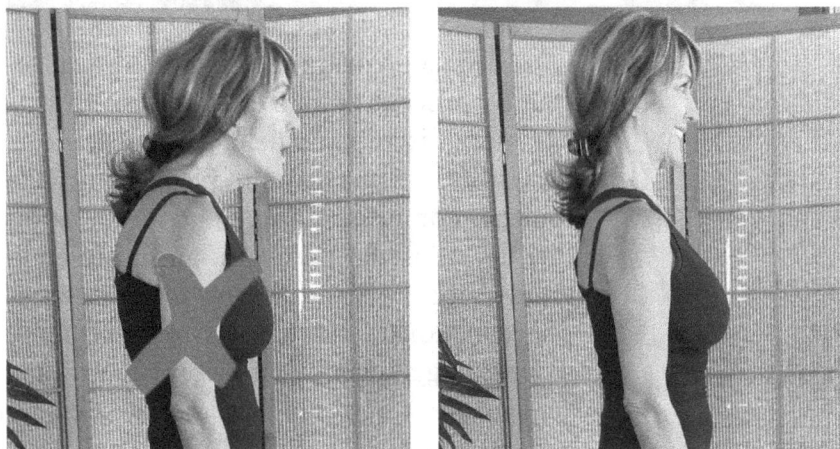

Lascia che la bocca si apra leggermente e la mascella sia rilassata. La tua lingua aderisce in alto sul palato, la punta della lingua è dietro i denti anteriori, sul gradino, senza toccare la parte posteriore dei denti anteriori.

HANGER - GRUCCIA per usare le clavicole.

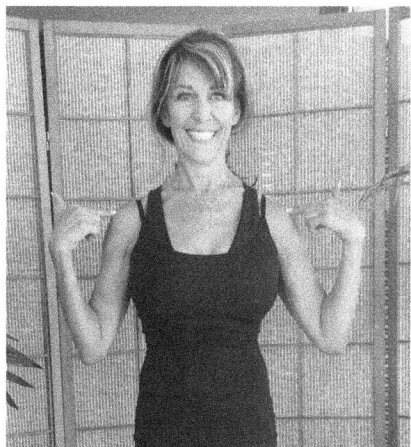

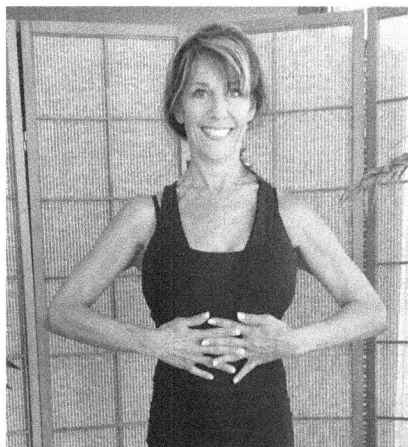

Immagina che gli appoggi da cui le nostre braccia pendono siano il più possibile distanti. La linea che va dalle orecchie alla parte superiore delle spalle, dove un generale indosserebbe le spalline, è la più lunga possibile. Immagina che entrambe le linee siano distese al massimo.

Metti la mano sulle clavicole e muovile su e giù alcune volte.

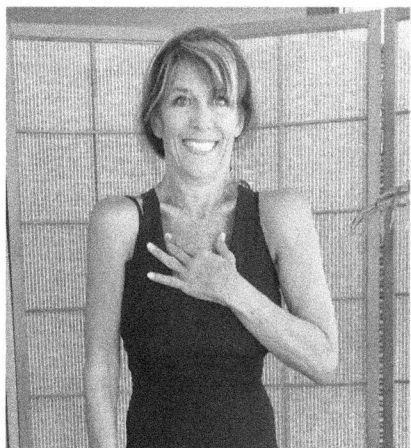

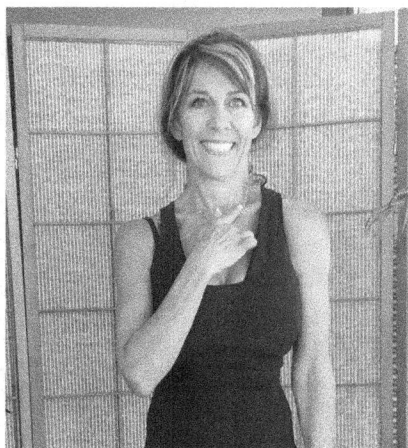

Le clavicole sono attaccate alle scapole, che hanno forma triangolare. Se muovi la clavicola in avanti, la scapola si sposta in avanti, quando muovi le clavicole su e giù, avanti ed indietro, anche le tue scapole si muovono. Le tue spalle sono come un piccolo mantello, scorrono lungo la gabbia toracica. La tua gabbia toracica è circolare e dovresti sentire le tue scapole come triangoli di pane imburrato che si muovono sulla superficie posteriore.

Le tue braccia sono attaccate sulla parte anteriore della gabbia toracica, come il manico di una frusta, e il tuo braccio è la frusta.

Il manico può muoversi in cerchi piccoli o grandi, le braccia lo seguono e hai una frusta.

SNOWMAN - PUPAZZO DI NEVE

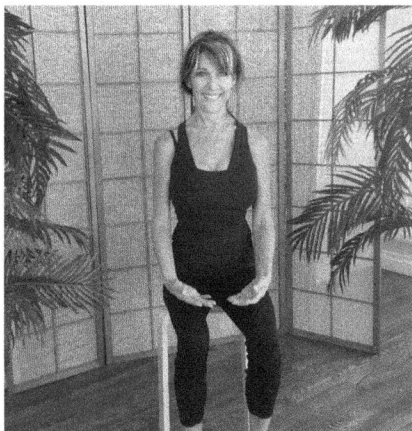

Ti aiuterà a percepire l'allineamento della colonna vertebrale in modo che ogni sezione del tronco e della testa sia posta correttamente in posizione bilanciata, il che significa che il tuo Corsetto può essere completamente attivato.

La sfera inferiore è la ciotola del bacino, quindi la gabbia toracica, che è arrotondata, si allinea direttamente sopra. Poi, in cima c'è la palla costituita dalla tua testa. Immagina la testa di Lecca-Lecca senza alcuna tensione.

IMPILANDO E CREANDO SPAZIO TRA LE VERTEBRE (STACKING WITH SPACE - KISS AND TELL)

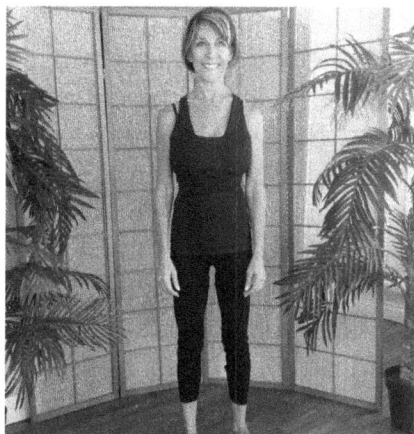

Dato che i nostri corpi sono bloccati, stiamo camminando in giro tutte rigide e tese come un omino Lego e tutto è incollato insieme, come le nostre articolazioni, quindi dobbiamo separarle e fare spazio. Chiamiamo "Kiss and Tell" l'azione di avvicinare ed allontanare. Lo facciamo comprimendo le articolazioni, poi rilasciandole, lo stesso concetto di quando facciamo i Piedi a Ventosa con l'azione di allargare e molleggiare con compressione e rilascio.

Stai in piedi, mantieni l'allineamento, le costole al Tramonto, il Pupazzo di Neve e la Gruccia. Immagina di poter creare spazio dentro di te dal suolo in su.

Attiva i Piedi a Ventosa creando spazio da terra verso l'alto attraverso l'arco, sotto l'articolazione della caviglia, nello spazio sotto il ginocchio, poi nell'articolazione dell'anca e infine tra le vertebre. Pensa alle tue vertebre come bobine di diverse dimensioni impilate l'una sull'altra, separate tra loro da "spugne" tondeggianti che agiscono da ammortizzatori. Quando pensiamo di fare spazio tra le vertebre, le spugne diventano letteralmente come marshmallow, leggere e ariose, il liquido entra e la tua colonna vertebrale sta meglio. Quindi ora fai spazio tra le vertebre fino in alto. Rilassati, poi fallo di nuovo. Tieni tutti i muscoli del Cappotto spenti.

Il modo in cui il nostro cervello ci aiuta ad impilare tutto il tempo è capire questo concetto dell'avvicinare e allontanare (Kiss and Tell). Attiviamo le articolazioni muovendole e facendo spazio per dire al cervello che l'articolazione è perfettamente funzionante usando la consapevolezza dell'anatomia o Movement Mapping™. Quando sai dove sono le tue articolazioni, focalizzi la tua attenzione ed il cervello capisce che questo è il posto dove far spazio. L'interno del tuo corpo non assomiglia all'esterno. Abbiamo bisogno di attivare il Corsetto, la parte invisibile, in modo che possiamo impilare, impostare, e dimenticarcene. Non vogliamo essere sostenute e rigide facendo gonfiare i nostri muscoli esterni o sentirci come se fossimo appese ad un filo immaginario dal cielo. Non siamo tese, rigide o sospese, siamo impilate da terra con spazi tra le le articolazioni. Avvicinando e allontanando le nostre vertebre, tocchiamo, separiamo e creiamo spazio. Ogni volta che ti alzi in piedi o ti siedi, chiedi a te stesso: "Sono impilato e sto creando spazio?"

Non sei dove pensi di essere, sei da qualche altra parte invece.
La tua colonna vertebrale è un Torso di Mela, con una testa di Lecca-Lecca sull'apice.
Il tuo cervello pensa in immagini, la tua colonna vertebrale è impilata con spazio.
Aggiorna il tuo GPS, per bruciare più calorie mentre ti sposti da un posto all'altro e dimentica l'ozio.

Capitolo 4
Segreto Quattro

Niente più addominali per perdere la pancia!

Schiava dell'Allenamento

Per molti anni sono stata una schiava drogata dell'allenamento
Facevo cardio, Kegel e addominali fino a quando
ho scoperto di più di quel tormento
La forma è dall'interno, il Corsetto e poi il Cappotto
Se il tempo di attivazione non funziona,
non ti libererai del peso di botto
Sono passati alcuni anni senza cardio e addominali
La mia forma è migliore che mai e mi godo ancora
i miei pasti abituali!!

"Tira in dentro la pancia, stringi, trattieni e contrai!! Infatti, dovrai contrarre per il resto della tua vita, tesoro, se vuoi un bel punto vita. Me lo sentivo dire continuamente mentre crescevo", la mia amica della scuola superiore Maggie si lamentava. "Ora non funziona niente!". Maggie venne da me cercando un cambiamento nella sua forma, come la maggior parte delle donne che vengono da me. Voleva un punto vita più stretto, uno stomaco piatto, liberarsi della pancia gonfia, snellendo la parte centrale.

La prima cosa che dobbiamo fare è eliminare dalla nostra mente il film che abbiamo bisogno di scolpire o stringere dall'esterno per una buona forma. La forma viene prima dall'interno.

Per prima cosa, stringiamo e tonifichiamo un Corsetto ben allenato e reattivo, quindi aggiungiamo i muscoli, la muscolatura addominale esterna sopra, il Cappotto, gli obliqui e il retto addominale, che possono sicuramente migliorare la nostra forma.

Stiamo però facendo all'inverso e sta aumentando la pancetta, il dolore e le perdite.

Ciò significa che quando tiri in dentro la pancia o fai un sit-up, saboti la tua sequenza di attivazione del Corsetto e del Cappotto.

Tanto vale uscire di casa senza indumenti intimi!

Non è che fare addominali sia sbagliato. Si tratta di eseguirli nell'ordine corretto. A meno che non usi prima il tuo Corsetto, creerai solo muscoli nodosi e irregolari.

Abbiamo acceso il Corsetto, ora è il momento di allacciarlo per la forma a clessidra.

L'ORDINE CORRETTO di attivazione È IMPERATIVO.

Durante la fase di pre-attivazione del Corsetto, ricorda, il diaframma spinge tutto verso il basso, il pavimento pelvico fa rimbalzare tutto verso l'alto, i lati si restringono e comprimono il punto vita.

La parte posteriore e laterale del Corsetto è la fascia toracolombare, ed è come il cotone sul Corsetto, non si allunga. I lacci del Corsetto sono davanti; sono i muscoli addominali trasversi o muscoli AT. Vanno orizzontalmente da un lato all'altro. Questi muscoli si contraggono e si rilasciano, quindi devono anche avere un tono.

Quando tiri in dentro volontariamente la pancia o fai un esercizio addominale, stai usando i tuoi muscoli trasversi dell'addome (AT), che sono come i lacci anteriori del Corsetto, che non può più accendersi tempestivamente, solo in ritardo e dopo la contrazione o la compressione dei muscoli volontari esterni.

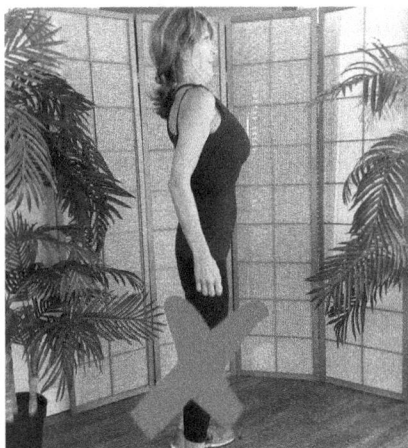

Il problema è che i muscoli AT sono parte del Corsetto interno e possono anche essere presi in prestito come muscoli volontari dal Cappotto, come accade in un sit-up o quando tiri in dentro la pancia; una volta che questo accade, ti sei già sabotata. Non si verificheranno più la pre-attivazione, la compressione automatica ed il restringimento del punto vita, che è ciò che dovrebbe fare il Corsetto, perché la.

AT, i lacci, sono stati presi in prestito dal Cappotto. Se il Corsetto non si attiva per primo, i muscoli AT non avranno tono e ti verrà la pancetta.

Stiamo facendo le cose nell'ordine sbagliato e non saremo più in grado di allacciare il Corsetto in modo che possiamo "impostarlo e dimenticarlo."

Ricordi il tubetto di dentifricio? Se spremi dall'esterno senza una tensione adeguata dei lacci del Corsetto, avrai una implosione e la pressione dovrà andare da qualche parte!

La forma viene dall'interno. Non puoi scolpirla dall'esterno. Il timing, la tempistica, è tutto.

Prima il Corsetto e poi il Cappotto.

Prima hai ritrovato il tuo Corsetto spegnendo il Cappotto e la differenza tra tensione e rilassamento. Poi hai riavviato il Corsetto con le immagini e la visualizzazione con gli esercizi del Parasole e della Canna, hai aggiornato la tua mappa del cervello con Il Torso di Mela e la Testa di Lecca-Lecca.

Ora continueremo con la visualizzazione per aiutarti con la sequenza corretta dal Corsetto al Cappotto e allacceremo i lacci per rinforzare il Corsetto.

Impareremo come sistemare la valigia prima di chiuderla con il nastro adesivo all'esterno ed evitare la pancetta "aliena", quella pancetta bassa che spunta quando facciamo un sit-up o tossiamo.

ESERCIZI

BE A BABY - FAI LA NEONATA

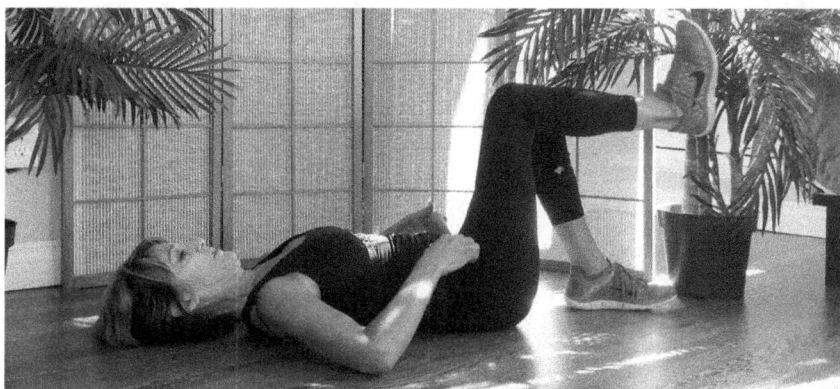

Sdraiati, piega le gambe, i piedi sotto le ginocchia, le dita dei piedi leggermente più in fuori dei talloni, le braccia sul pavimento, palmi delle mani verso il basso. Usa un piccolo asciugamano sotto la testa, sotto la protuberanza dietro la testa, NON sul collo.

Attiva la Canna e La Gruccia mentre senti le spalle affondare nel terreno. Costole al Tramonto.

Posiziona le ossa degli Ischi sul pavimento e mantienile lì, assicurandoti di non inarcare la schiena, tieni il bacino assolutamente fermo. Innanzitutto attiva la Canna, quindi solleva una gamba piegata verso l'alto. Se quando lo fai ti esce in fuori una pancia "aliena" come una borsetta rigonfia, il tuo Corsetto non è ancora abbastanza forte e dobbiamo continuare a curarlo. Inizia lentamente alzando in aria un piede, quindi piano piano alza entrambe le gambe da terra tenendole piegate, usando sempre la Canna. Pensaci, i neonati piangevano tutto il giorno sdraiati sulla schiena, agitando braccia e gambe, SENZA che spuntasse loro la pancia aliena o una borsetta, e lo facevano per ore, usando solo il loro Corsetto interno, senza alcun aiuto dal Cappotto.

Questo può aiutarti ad ottenere l'ordine corretto dal Corsetto al Cappotto.

Capitolo 5

Segreto Cinque

Non ammazzarti di fatica
per avere un bel fondoschiena!

Dove è andata, dove è andata, era vivace e frizzante
Non ho notato il mio sedere fino a quando ho avuto Rudy,
il poppante, penso che fosse il 4 luglio quel giorno pesante
Posso dirvelo chiaramente e rimanere sul punto,
senza lasciare che la mente vaghi, o fare solo un sunto
fu dopo la sua nascita, il mio punto vita era un gran tondo,
grande tanto quanto la circonferenza del mondo,
volevo solo piangere e tenere il muso,
Il mio didietro sta cadendo, è fuori uso,
ma come può accadere?
Non dovrebbe cadere il cielo invece e le stelle rare,
così il mio fondoschiena non se la prende con le mie cerniere?

Cindy non aveva riabilitato il suo Corsetto correttamente dopo aver avuto i suoi figli e lottava per rimanere snella, così compensava usando quello che conosceva e sentiva, i suoi muscoli del Cappotto volontari. Quindi lei contraeva e serrava il sedere per sentirsi più magra e più tenuta. Cindy si liberò del peso extra, ma l'abitudine a stringere non le andò mai via.

Anche le donne che non hanno avuto bambini o le donne che praticano sport e fanno molte attività di Cappotto, contraggono l'ano, i glutei e le cosce interne, stringendo tutto il tempo, rafforzando i muscoli che si abituano e non sanno nemmeno di essere sempre attivi. Quindi il cervello dice "Se non li lascerai mai andare, li riempirò' di cicatrici per farli stare al loro posto". Così le donne si riempiono di cicatrici nel tessuto muscolare del sedere.

È come quel dolore tra le spalle, quei cordoni spessi che vai a farti massaggiare perché rimangono in tensione tutto il tempo. I muscoli si induriscono e sviluppano più tessuto cicatriziale.

Questo succede anche con i muscoli del sedere perché non stiamo erette nel modo giusto.

Gran parte del dolore che proviamo quando invecchiamo proviene dal trattenere una impropria quantità di tensione nelle parti sbagliate del nostro corpo.

Abbiamo parlato di come il tenere in dentro la pancia tutto il giorno, usando solo i muscoli del Cappotto, saboti la tua capacità di pre-attivare il Corsetto per un punto vita più stretto. Lo stesso vale per quando stringiamo o serriamo i glutei, sia volontariamente sia per un'abitudine acquisita, in quanto lavoriamo solo sul Cappotto e c'è ancora l'elemento tempistica, prima l'interno poi l'esterno.

Se mantieni la tensione tutto il giorno, tenendo contratto il sedere, questo diventerà duro, si compatterà perdendo volume ed i muscoli della parte interna della coscia diventeranno spessi e corti all'altezza del cavallo, portando a gambe senza forma. Chi

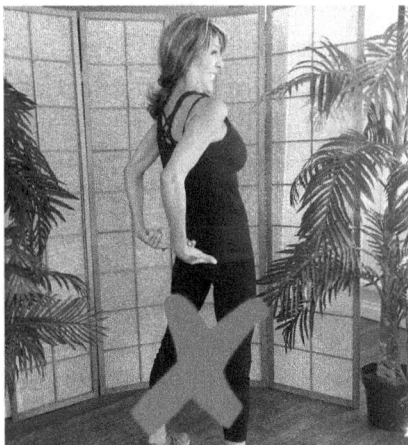

vorrebbe una cosa del genere, soprattutto se è evitabile?

Il cervello fa tutto ciò che gli dici di fare e non necessariamente con il percorso o sequenza di attivazione più efficienti.

Non sei fatta per serrare i glutei tutto il giorno. Non è ciò che primariamente ti sostiene e quando lo fai non puoi attivare il tuo Corsetto correttamente.

Inoltre, il tuo fondoschiena scomparirà, come succede a quegli uomini anziani che non hanno più sedere. Sono i più abituati a tenerlo contratto. Guarda come sono cadenti i loro pantaloni all'altezza del fondoschiena, significa che il gluteo si è ridotto così tanto che ora non c'è più. Perché? Si tratta di un'abitudine che è iniziata intorno ai 10 anni e sarà svelata nel prossimo libro.

Per costruire un sedere più bello, ancora una volta, è il Corsetto che è responsabile di tenerlo su!

Ricorda che la figura viene dall'interno. È inutile coinvolgere qualsiasi cosa se non dopo il Corsetto. Se il Corsetto si attiva in ritardo, non importa quanti piegamenti fai.

Regolare le vele sulla barca

Pensa al pavimento del nucleo, i muscoli del pavimento pelvico sono come la regolazione delle vele su una barca. Se tiri da una parte influisci sull'altra. Oppure le vele non sono armate correttamente: proprio come nei nostri corpi, se sono troppo lasche cominceranno ad allentarsi e a creare pieghe, cominciamo ad avere perdite, se sono troppo tese, qualcosa si lacera, come un tendine strappato o anche un'ernia, perché il movimento è limitato.

La corretta regolazione fa sollevare i muscoli del gluteo attraverso i tendini e legamenti della parte superiore della gamba, all'interno del bacino. Ogni volta che fai un passo quando hai il Corsetto attivo, questo tira verso l'alto, sollevando e distendendo le vele, mantenendo la giusta tensione e funzionalità.

Abbiamo tutti bisogno di un meccanismo di sollevamento che funzioni, in altre parole, un Corsetto che funziona; quando le vele sono lasche, il sedere e il seno saranno cadenti, se le vele sono troppo cazzate o tese, vi ritroverete con un didietro appiattito.

Così il tuo sedere se ne va e la causa non sta nell'aver partorito tuo figlio!

Riesci a capire ora perché è inutile lavorare per avere un bel sedere senza che il tuo Corsetto e la regolazione delle vele sia a posto? Se la vostra regolazione è fatta male, non aspettatevi mai di avere un sederino all'insù!

Dobbiamo smettere di stringere i glutei e l'ano affinché questo sistema funzioni.

Ricorda che si tratta di tempistica, dal Corsetto al Cappotto. Il Corsetto deve essere attivato, in modo che le vele vengano regolate nel modo giusto, sollevino il sedere dall'interno verso l'esterno. Poi fai tutti gli squat che vuoi!

Durante questi esercizi, la tua prima reazione immediata sarà di contrarre il il sedere e stringere. Non farlo. Il tuo Corsetto sa cosa fare se lo lasci lavorare.

ESERCIZI

FIRESTICKS - BASTONCINI DI LEGNO PER ACCENDERE IL FUOCO

Per accedere al meccanismo di sollevamento, e sviluppare un sedere più bello, oltre a cosce e caviglie più sottili, dobbiamo separare ciò che si è   bloccato insieme, il sedere e le gambe, con il Moviment Mapping™ che è anche un altro ottimo esercizio per il controllo della vescica!

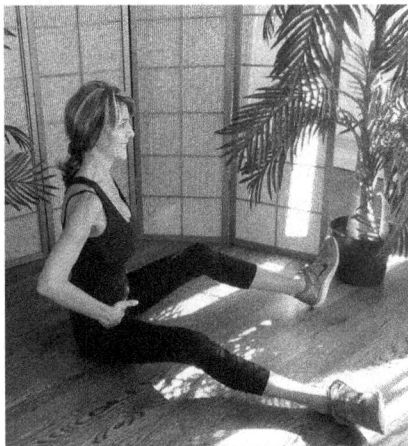

Siediti sulle ossa ischiatiche, su una sedia o sul pavimento, qualunque cosa sia più facile per mantenere il Pupazzo di Neve, La Gruccia, il Tramonto e la Testa di Lecca-Lecca.

E' fondamentale essere posizionate correttamente e NON stare sedute sul sacro. Mantieni le ginocchia piegate con i talloni a terra. Poi puoi attivare la Canna. Ora pensa ad un cavernicolo. Ha un bastone con una estremità appuntita che friziona nel buco di una roccia per accendere un fuoco. Questa è l'immagine che dovrai avere in mente. Stiamo per fare la stessa cosa con il nostro giunto sferico dell'anca, proprio dove sarebbe la linea degli slip, ma in profondità. Ecco dove dobbiamo concentrare la nostra attenzione.

Immagina che l'osso della gamba vada dritto verso l'alto, che il femore sia dritto, lungo e sia un unico pezzo fino al di sotto della rotula. Lo ruoterai dall'interno dell'articolazione, fino in alto, come fosse un unico pezzo. Ogni volta che lo ruoti sollevi e rinforzi il pavimento pelvico, che deve espandersi e contrarsi. Tu letteralmente tieni giù fermo un lato e poi muovi l'altro, ruota in dentro, ruota in fuori, ruota in dentro, ruota in fuori, concentrati nella profondità dell'articolazione, altrimenti tutti i muscoli intorno ai glutei e alle cosce prendono completamente il controllo dell'intero movimento, muovendo molto la gamba, quindi concentrati per far sì che quasi non ci sia alcun movimento. È molto in profondità.

BABY BRIDGE - PONTE DEL NEONATO

Qui non si tratta di rinforzare le cosce e i glutei, si tratta del meccanismo di sollevamento del Corsetto, si tratta di tirare tutto in dentro ed in su prima di mettere il Cappotto.

La priorità numero uno in questo esercizio è smettere di contrarre e stringere l'ano. Devi rilassare i tuoi muscoli del sedere ed il tuo ano. Sarà difficile riuscire a portare il bacino in alto, ma non è necessario farlo a lungo, fallo per tutto il tempo che puoi, poi riappoggialo giù e riposa un secondo. Lavoreremo sulla resistenza.

Sdraiati sulla schiena, gambe piegate, piedi sotto le ginocchia, leggermente verso fuori. È possibile mettere una pallina o un blocchetto da yoga tra le ginocchia e stringerle leggermente, ma senza contrarre i glutei.

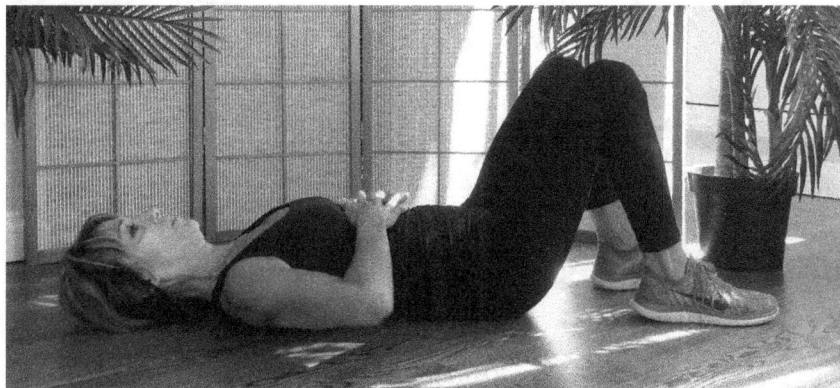

Talloni attaccati al pavimento. Attiva i Piedi a Ventosa.

Gli ischi sono diretti verso il basso. Costole in posizione Tramonto, metti le mani sulle costole per assicurarti che rimangano in basso e tienile giù completamente a terra durante questo esercizio, Gruccia e Canna.

Posiziona le ossa degli ischi verso le caviglie per sollevare il bacino dal terreno. Fai l'esercizio. Fermati e riprova. La parte che sollevi è sotto le costole. Senti le scapole a terra e senti la gabbia toracica spingere verso il basso, mentre posizioni gli ischi verso le caviglie, senza stringere né sedere né ano. Continua ad attivare la Canna. Tieni la posizione il più a lungo possibile. Dai alcuni colpetti ai glutei per assicurarti che siano morbidi e che l'intera gabbia toracica sia a terra. Dopo che tutto è in posizione puoi aggiungere i muscoli del Cappotto dando piccoli impulsi, sollevando un po', senti la contrazione all'esterno.

Continua a posizionare le ossa ischiatiche verso le caviglie, proprio in quella direzione.

Fa sì che la tua colonna vertebrale si allunghi. Per tornare a terra, sii fluida, come in un atterraggio.

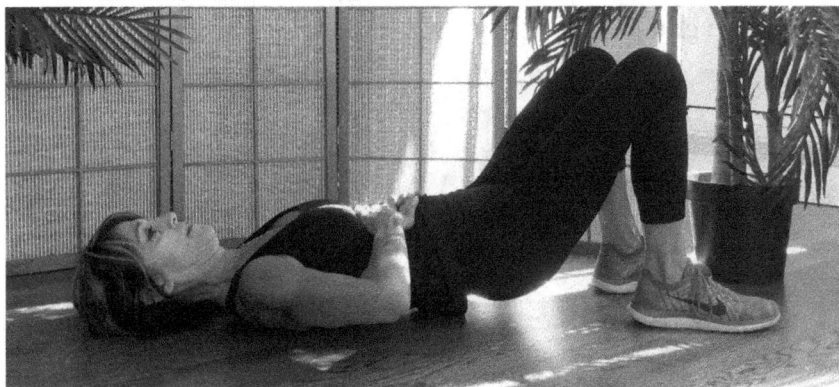

Mantieni i talloni a terra attivando i Piedi a Ventosa, mantieni la spina dorsale allungata.

Usa la Canna e dirigi gli ischi verso i talloni sul pavimento. La prima cosa che tocca terra sono le ossa ischiatiche. Mantieni stabile il bacino.

Nota: solleva e abbassa il bacino tutto insieme, non c' è "rotolamento verso l'alto" attraverso le vertebre, invece, spingi gli ischi verso l'alto, portando verso l'alto anche un paio di vertebre, poi torna verso il basso per l'atterraggio.

Capitolo 6

Segreto Sei

Perché accontentarsi di un modesto scoppiettio, quando puoi avere una grande esplosione!

Ho smesso di fare sesso, era troppo laborioso
Ci voleva troppo tempo per stimolare il mio 'clitoride gioioso'.
I miei sfinteri erano sovraccarichi di lavoro e gravati dal giorno stesso
Volevano dormire e non volevano far sesso.
Quando mi sono resa conto che stavo sbagliando,
usando solo i miei sfinteri per cantare la canzone dell'orgasmo
Lo strato esterno era tutto quello conoscevo e che sentivo,
e credevo che il Kegel avrebbe fatto scatenare
il mio uomo come uno primitivo.
Ma no, non è vero, i Kegel sono solo ciliegina sulla torta
Gli strati più interni son necessari per aprire la vera porta.
Quindi li ho addestrati con le immagini, questo era il mio nuovo piano
Ora si sentono a loro agio ed ho una solida presa sul mio uomo.

Lei ha sessant'anni e si sente giovane di nuovo.

La soluzione era lì da sempre. Dopo anni di difficoltà e dolore ha smesso di provare così duramente e ha permesso alla bellezza senza sforzo di dispiegarsi.

Ha abbandonato gli esercizi acrobatici ed ha imparato ad usare il suo corpo, rendendosi conto che, quello di cui aveva avuto bisogno in tutti questi anni, era già dentro di lei e c'era solo bisogno di riacquisire familiarità con una verità interna, il suo Corsetto.

Ha iniziato a prendersi cura di se stessa per essere una donna e partner migliore, per migliorare l'intimità, così come la sua sensazione fisica. È diventata più veloce e più facile da accontentare.

Si è resa conto che non si era mai trattato del fusibile, ma sempre della polvere da sparo dall'altra parte!

Laura ha letto i *7 segreti per una Silhouette Sexy* e ha risvegliato il suo Corsetto. Laura siamo tu ed io.

Fino ad ora abbiamo allenato solo il muscolo dei Kegel, quello che sentiamo e su cui abbiamo lavorato per così tanto tempo. È importante, perché ci sono tutti i nervi, ha tante funzioni e sensazioni, ma il pensare che nello strato esterno succedano molte cose è un inganno della mente.

Non è che i Kegel non siano importanti, è solo che non sono sufficienti.

I Kegel sono il fusibile per la dinamite che è dall'altra parte e noi abbiamo DAVVERO bisogno di un fusibile.

Quindi hai una scelta.

Puoi lavorare solo sul fusibile, non è così male, può darti quel piccolo scoppiettio, un assaggio di orgasmo che a volte mantiene a malapena la fiamma accesa. Si spegne e non è molto soddisfacente, ma è quello che senti. È solo un fusibile.

Ma se vuoi la Grande Esplosione, devi allacciare il tuo Corsetto concentrandoti sulla Canna.

Tutti gli strati di pavimento pelvico lavorano insieme dall'interno verso l'esterno, aumentando la compressione congestionando TUTTI gli strati quando si ha un orgasmo, quindi è più intenso. Gli strati del pavimento pelvico devono essere in grado di rigonfiarsi e di stringersi per avere le contrazioni e le onde ritmiche. Ecco da dove provegono l'eccitazione, la congestione pelvica ed il rilascio.

Le cose cominciano ad accadere nel corpo dal più intimo e forte strato del trampolino elastico, che è stato risvegliato. Il cervello può ora creare nuove risorse con l'esercizio della Canna, come ad esempio nuove terminazioni nervose, aumento dell'irrorazione sanguigna e rimozione delle tossine. Stai letteralmente costruendo la tua riserva di polvere da sparo e mantenendo le tue pistole oliate. Niente più secchezza!

Se i muscoli esterni dei Kegel sono serrati o tesi, non c'è modo di aumentare la polvere da sparo e mantenere le pistole oliate. È proprio come il rubinetto ed il tubo principale dell'acqua in Segreto Due, dobbiamo chiuderlo per controllarlo.

Così gli esercizi Kegel per il sesso sono estenuanti e inutili perché ora abbiamo la Canna, che è molto meglio in quanto coinvolge tutti e tre gli strati con un carico maggiore di combustibile.

La Canna migliora la funzione del tuo corpo migliorando la tua capacità di produrre più polvere da sparo, per provocare una esplosione molto più grande, il Big Bang!

Non hai bisogno di lubrificanti, devi solo tenere la tua pistola oliata e il tuo partner sentirà la differenza fino in alto in tutti e tre i piani invece di sentire una stretta nello strato dei Kegel esterno (Cappotto) che penetrerà solo per scoprire una vastità di spazio dall'altra parte, a malapena in grado di tenerlo stretto.

Fantasie ed immagini per una grotta confortevole per l'uomo

Se ha già provato le fantasie, che sono tra quelle cose che ti aiutano ad avere una risposta sessuale più intensa, potrai ora dirigerle verso l'interno, usandole per goderti il tuo corpo fisiologicamente pronto a rispondere, per darti quello che la Dottoressa Theresa chiama il Big Bang!

Le fantasie possono SOLO farti arrivare ad un certo punto, si sovrapporranno con le immagini. Le tue fantasie sono al di fuori del tuo corpo, le immagini saranno utili da usare all'interno del corpo.

Le immagini in realtà si agganciano al cervello per migliorare il tuo corpo.

Facendo le cose nell'ordine corretto, il che significa capire come funzionano il tuo Corsetto e il tuo Cappotto, ottieni una migliore risposta muscolare ed una maggiore congestione degli strati pelvici del pavimento per l'orgasmo Big Bang!

Questo significa molto più divertimento con molto meno lavoro! BOOM!!!

Si tratta di far funzionare e mantenere viva e vibrante quella parte di te.

Se quella parte è viva e vibrante, sei viva e vibrante anche tu.

Invecchiare dovrebbe rendere la vita sessuale migliore, non peggiore. Non dobbiamo perdere valore. Fai di te stessa la tua priorità.

Pancetta, dolore, perdite e disfunzioni sessuali NON sono ciò che ti devi aspettare, non stai appassendo, basta che tu continui a proteggere e a rifornire le tue scorte.

Anche se non fai sesso, vuoi ancora essere sexy, no?

Quando invecchiamo, i nostri ormoni cambiano, così questi esercizi semplicemente rivitalizzano la nostra vita sessuale.

Non si tratta di performance; si tratta di sperimentare per tutta la
vita la conoscenza di come mantenere il tuo corpo. Questo significa
ca avere consapevolezza del corpo, ma molte di noi hanno 50 anni
e non conoscono affatto il loro corpo. Vogliamo vitalità e sessualità, e questo significa prenderci cura di tutte le nostre parti, ad ogni
età e fase della vita.

Tra l'altro, se smetti di fare sesso perché hai perdite involontarie
di urina, scoprirai che questi esercizi non solo ti aiutano con la
risposta sessuale, ma se hai un problema di incontinenza, ti aiute-
ranno moltissimo anche per quello!

ESERCIZI

Oltre all'esercizio della Canna, amo quello di Scodinzola la Coda,
perché' tira gli strati tesi del pavimento pelvico, per coinvolgerli
tutti allo stesso modo.

WAG THE TAIL - SCODINZOLA LA CODA

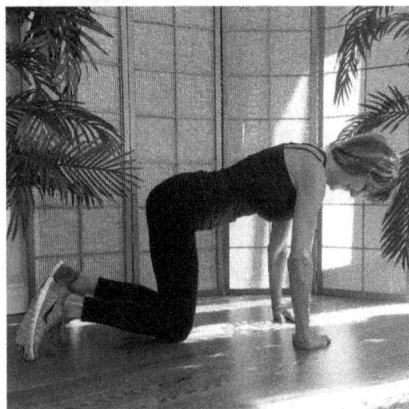

Mettiti sulle mani e sulle ginocchia, mani sotto al seno con le
dita leggermente rivolte verso
l'interno. Gruccia, costole al
Tramonto e la colonna vertebrale in posizione completamente
allungata, Torso di Mela, Testa a
Lecca-Lecca e allineata con il
Pupazzo di Neve. Potrebbe essere necessario mettere un asciugamano arrotolato sotto le cavi-

glie per aiutarvi a mantenere i Piedi a Ventosa, con le dita dei piedi leggermente più in fuori dei talloni. Immagina di poter srotolare il tuo coccige fino al cielo e scodinzola 20 volte il più velocemente possibile, senza muovere il sedere o fare qualsiasi altro movimento visibile. Fermati e ripeti. Il corpo rimane assolutamente fermo.

Questo aiuterà a creare la tua polvere da sparo, ad avere un fusibile più lungo e fare il Big Bang senza intanto esaurirti. Assicurati di scodinzolare la coda molto velocemente senza muovere niente e senza contrarre l'ano. Mantieni alta la velocità del tuo scondinzolare. Questo migliora il funzionamento sessuale, mantiene tutto tonificato e vivace, e ti aiuta a controllare il "flusso" quando fai pipì.

Capitolo 7

Segreto Sette

Come evitare
la morte da scrivania

Siedi alla scrivania, Siedi al mare,
Siedi bene ovunque, che per me è un bel fare!
Siedi su uno sgabelletto, prendi le chiavi,
piegati per fare i panni, scendi su un ginocchietto.
Rimanete attenti, pensate ai vostri movimenti,
siate di buon umore e non perdete l'ardore, rimanete concentrati,
amici e amiche e guardate la vita cambiare in modi incantati!

Insegno il "core interno" ad una classe presso l'ospedale Torrance Memorial per la comunità. Occasionalmente vengo intervistata per la rivista dell'ospedale, chiamata "The Pulse", o mi viene chiesto di parlare alle aziende locali.

Qualche settimana fa, il fisioterapista che doveva parlare alla sede di Pentel Corp. per i dirigenti durante il pranzo, non era più disponibile, quindi mi chiesero se ero interessata a sostituirlo. "Certo," ho detto. Il mio contatto amava il titolo "Come evitare la morte da scrivania™" e mi assicurò che non vedeva l'ora di ascoltare la mia presentazione.

Durante il pranzo, la prima domanda che ho posto era: "Quanti di voi sentono dolore tra le spalle, al collo, alla zona lombare a causa dello stare seduti alla scrivania tutto il giorno?" Dei 15 dirigenti dell'ora di pranzo, 10 hanno alzato le mani. La presentazione era a metà e ho notato alcune persone modificare già la postura. Altri hanno anche notato che uno dei dirigenti sembrava più magro e più alto. Glielo hanno detto. Lui non aveva idea che la sua postura fosse diversa, soprattutto mentre pranzava. Il suo sorriso divenne grande come di più non poteva essere!

Dopo aver mostrato loro come evitare la "Morte da Scrivania" che è quello che sto per insegnarti, qualcosa di meraviglioso ma molto naturale è successo. Dopo un'ora, quando ho chiesto ancora una volta quante persone avessero meno dolore in quel momento di quanto ne avessero un'ora prima quando erano entrati, otto persone felicemente alzarono le mani, sorridendo con gli occhi spalancati e felici. La schiena e le spalle non gli facevano più male!

Il giorno dopo, il coordinatore del Torrance Memorial Hospital ha ricevuto una e-mail da Pentel Corp, che lo ringraziava per la presentazione, scrivendo: "Questa è stata la presentazione più istruttiva e stimolante a cui il personale abbia mai partecipato; vorremmo che Kathleen ritornasse presto".

Questo è ciò di cui parlo. Continua a fare questa esperienza. I cambiamenti possono essere moderati o drastici, ma sempre più veloci di quanto si possa immaginare quando usi le immagini. È il sistema nervoso, che è molto più veloce!

Questo è ciò che ho condiviso con Pentel Corp.

Come Evitare la Morte da Scrivania

Un sacco di persone siedono alla loro scrivania con quello che chiamiamo "pollici della barra spaziatrice". Mettono le mani sulla tastiera e si avvicinano con gli occhi al monitor. È molto stressante; non stai bruciando calorie e rendi il tuo seno cadente. Non stare rigida, resta impilata. Posizioneremo le braccia su, lasciando che l'energia scenda dalla spalla al gomito e fuoriesca dal dito anulare, non dal pollice, per essere più comoda al lavoro ed avere meno dolore tra le scapole.

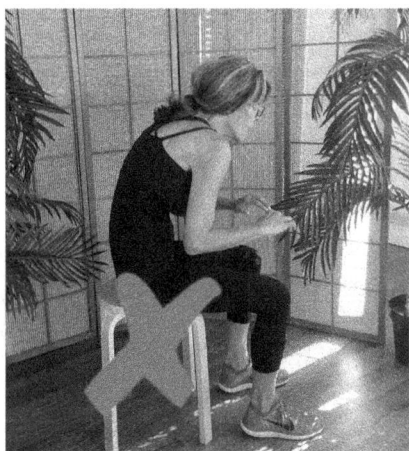

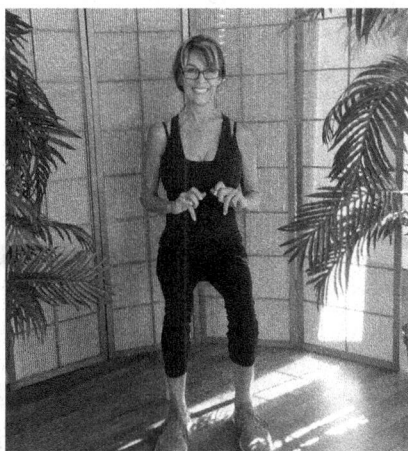

Siedi alla scrivania sulle ossa ischiatiche, Piedi a Ventosa sotto le ginocchia, Pupazzo di Neve, impilati e crea spazio. Testa di Lecca-Lecca, tira indietro gli occhi tenendoli in linea con il corpo.

Le costole mantengono una posizione di espirazione morbida verso il basso, Tramonto, Gruccia, lascia che gomiti cadano lateralmente. Attiva la Canna.

L'allineamento più forte della colonna vertebrale passa attraverso il dito anulare. Quando alzi le braccia verso l'alto, le sollevi con l'anulare, al posto del pollice. Innanzitutto, lascia che i gomiti pendano come se avessero un peso attaccato e solleva l'anulare per primo.

Per mantenere l'allineamento, fai finta di digitare come una segretaria vecchio stile degli anni' 60, senza una tastiera, per ottenere la sensazione del tuo anulare che picchietta su e giù, tieni i gomiti appesi.

Quando digiti, i pollici sono posizionati sulla barra spaziatrice e la digitazione proviene dall'anulare. Senti che le mani rimangono leggere sulla tastiera.

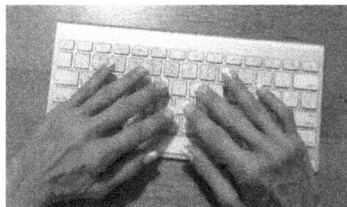

Come attivare il tuo Corsetto per abbellire il sedere mentre prendi in braccio il tuo nipotino o il tuo cagnolino.

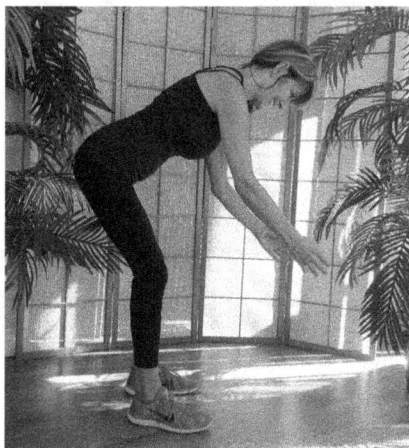

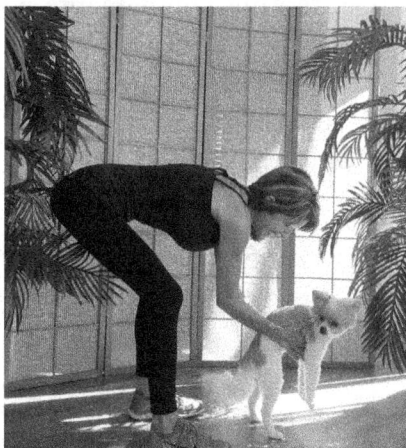

Attiva i Piedi a Ventosa e la Canna, mantieni il Torso di Mela, Testa di Lecca-Lecca, Pupazzo di Neve, impilati creando spazio, Tramonto e Gruccia. L'aria che inali entra nel Bikini, colpo di karatè all'altezza della linea degli slip, manda indietro gli ischi insieme al coccige e raggiungi il neonato o il cagnolino, espira e li solleverai con facilità. La colonna vertebrale rimane lunga durante il movimento.

Ultimo ma non meno importante... Dormi bene!

Una nuova ricerca dimostra che comprendiamo finalmente come vengono eliminate le scorie metaboliche cerebrali, tutto ciò che il cervello accumula durante il suo duro lavoro. Il liquido cerebrale viene letteralmente scaricato, vengono lavate via tutte le tossine e le sostanze di scarto che hai accumulato. Se non dormi, questo accumulo continua ad aumentare sempre di più.

Quindi per ripulire l'ufficio di casa, il cervello, dove tutte le informazioni ed i dati in entrata vengono memorizzati, dobbiamo DORMIRE.

Rileggi spesso questo libro e pratica gli esercizi il più possibile. Impegnati quotidianamente per la tua salute, pratica pazienza e gratitudine giornalmente. Sarai già a conoscenza del fatto che la ricerca sulla pratica della riconoscenza e della gratitudine, fa meraviglie nella diminuzione dello stress (il grasso della pancia) e nel rinnovamento delle tue passioni.

La Dolce Vita

**"Per occhi bellissimi, cerca il bene negli altri.
Per labbra bellissime, dì solo parole di gentilezza.
Per la pace, cammina sapendo che non sei mai sola"**

Audrey Hepburn

Informazioni sull'Autrice

Kathleen Pagnini, Eta' 58

Specialista del Core Interno e del Pavimento Pelvico

Prima di studiare il core "interno", Kathleen ha trascorso oltre 35 anni concentrandosi sul core "esterno", come esperta internazionale di fitness e Pilates, vincendo anche Campionati di Aerobica e Concorsi di Body building.

Originaria di Los Angeles, ha vissuto in tutto il mondo e ha avuto e gestito diverse strutture per il fitness. Attualmente vive tra gli Stati Uniti e l'Italia (Los Angeles California e Rapallo Liguria)

Nel 2009, dopo aver creato il DVD "Pilates and Chocolate", in vendita su Amazon, Kathleen è stata selezionata dalla Dottoressa Theresa Nesbitt, Ginecologa, Specialista del Benessere delle Donne, esperta di Epigenetica e Neuroplasticità, per studiare e sviluppare un rivoluzionario sistema di innovazione scientifica per la salute femminile; affrontando problemi di incontinenza, mal di schiena, sessualità migliore e riduzione della circonferenza della vita senza allenamenti folli, pillole, pastiglie, chirurgia, Kegel o addominali.

È un lavoro in corso d'opera, un programma di rilassamento.

Oggi Kathleen è impegnata con la Dott.ssa Theresa Nesbitt nelle ricerche in questa nuova frontiera per la salute delle donne.

Kathleen presenterà lo show "No Pause Menopause" su WBTV, TV Women's TV Network prossimamente; ha creato il corso online "The Corset and The Coat" ed è autrice del libro "7 Segreti per una Silhouette Sexy".